Dr. med. Hasso H. Thalmann

Zell-Fit

Dr. med. Hasso H. Thalmann

Zell-Fit

Immun gegen Umweltgifte
mit der neuen
Zell-Milieu-Medizin
Gesundheit nach Maß

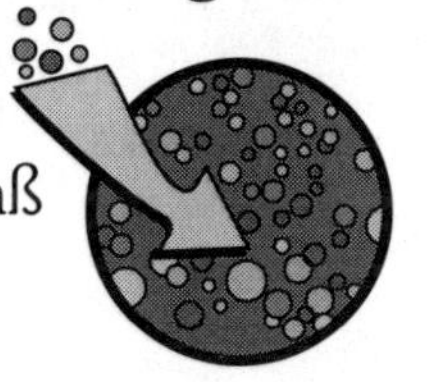

Herbig
Gesundheitsratgeber

umweltfreundlich
BÜCHER OHNE FOLIEN
Eine Initiative der Buchverlage Langen Müller Herbig

1. Auflage 1994
2. Auflage 1996

Umschlag: Adolf Bachmann, Reischach
Herstellung: VerlagsService Dr. Helmut Neuberger & Karl Schaumann GmbH, Heimstetten
Satz: ew print & medien service gmbh, Würzburg
Gesetzt aus: 10 Punkt Optima
Druck und Bindung: Jos. C. Huber, Dießen
Printed in Germany
ISBN 3-7766-1833-7

Inhalt

Vorwort: Zellen und ihr Milieu

Heinrich Zille malte und fotografierte sie damals, die Berliner Originale in seinem »Milljöh«: kauzige Typen, skurrile Figuren – dennoch aber Menschen, denen der Künstler in seinen Bildern etwas Herzerwärmendes einzuhauchen verstand. Und bei aller Sozialkritik verband Zille mit seinen Werken auch noch eine Botschaft: Im »Milljöh« nämlich hatten die Menschen ihr vertrautes Umfeld, ihren persönlichen Lebensraum, ihr Zuhause. Sie gestalteten es so, daß sie sich darin wohlfühlen konnten. Mochten die äußeren Bedingungen noch so widrig sein, in eben jenem Umfeld richtete man sich so »kommod« ein wie nur möglich.

Inzwischen ist unser »äußeres« Umfeld – Luft, Wasser Erde – infolge der zunehmenden Industrialisierung mit Umweltgiften verseucht, die wir mit jedem Atemzug und jedem Bissen aufnehmen. Auch mit sich selbst, mit dem »inneren Umfeld« des eigenen Körpers, gehen viele Menschen nicht besser um. Ernährungsfehler, Rauch, Alkohol- und Drogenkonsum sind Beispiele für widrige Bedingungen, mit denen das »Milieu« innerhalb des Körpers fertigwerden muß. »Kommod« fühlen sie sich dabei gewiß nicht immer, die menschlichen Zellen. Jede einzelne von ihnen formt ihr Zuhause aus Bausteinen. Und perfekt geht es dabei zu, wie nach dem Plan eines genialen Architekten. Denn eine Vielzahl unterschiedlicher Bausteine ist erforderlich, damit sich die Körperzellen in ihrem Lebensraum so richtig wohl fühlen können – damit die Zellen fit sind.

Die Bedeutung des Zellmilieus für die Gesundheit hat den Hamburger Arzt und Wissenschaftler Dr. Hasso H. Thalmann zur Zell-Milieu-Medizin geführt, die mit ihren aufsehenerregenden Erfolgen inzwischen zu einem Begriff geworden ist. Das

Zellmilieu wird bestimmt durch die vorhandenen Mengen an Vitaminen, Mineralstoffen, Spurenelementen, Fettsäuren und Aminosäuren. Das sind die Bausteine, die den gesamten Zellstoffwechsel bestimmen. Ist das Zellmilieu durcheinandergeraten, kann es von Funktionsstörungen des menschlichen Körpers bis hin zu schweren Erkrankungen kommen. Mit der von ihm mitentwickelten Therapie stellt Dr. Thalmann die ursprüngliche Harmonie der Zellbausteine wieder her. Das geschieht einfach dadurch, daß die Bausteine individuell nach Bedarf ergänzt werden, bis sie wieder komplett sind. Dadurch regenerieren sich die Zellen, und weitgehende Heilung bei zahlreichen Erkrankungen ist die Folge. Wichtig ist, daß die Zell-Milieu-Medizin dafür sorgt, daß der Körper genau das bekommt, was er braucht – denn jede Überdosierung ist genauso schädlich wie ein Mangel an Bausteinen. In diesem Buch schildert Dr. Thalmann die Zell-Milieu-Medizin in allgemeinverständlicher Sprache. Medizinisch Interessierte werden Schritt für Schritt mit der Bedeutung des Zellmilieus vertraut gemacht. Folgerichtig entwickelt der Autor die Zusammenhänge zwischen Zellmilieu und Krankheit.

Schließlich folgen eingehende Schilderungen der Zellmilieu-Therapie und der Zellmilieu-Diagnostik, zu deren Entwicklung außer Dr. Thalmann auch Prof. A. N. Sagredos und Dr. med. H. J. v. Leitner beigetragen haben.

Der Leser erfährt, was er selbst zur Stabilisierung seiner Gesundheit mit der sogenannten »Drittel-Diät« tun kann und wie er weitreichende Hilfe auch bei schweren Krankheiten bekommt. Jeder einzelne Mensch ist gezwungen, infolge der zunehmenden Umweltvergiftung mit mehr Störungen des Wohlbefindens und des Immunsystems sowie Folgeerkrankungen zu leben. Dank der Zell-Milieu-Medizin entgiften die Körperzellen optimal, der Mensch wird »immun« gegen Umweltgifte. Wir haben eine Chance, gesund und fit zu »überleben«.

Dr. med. Günter Neumeyer,
Arbeitskreis Immuntherapie e. V.

Basiswissen

Krankheit und Heilung beginnen in der Zelle, unserem kleinsten Baustein. Unser Körper besitzt ca. 70 Billionen davon. Die Zahl der Stoffwechselvorgänge in unseren Körperzellen geht ebenfalls in die Hunderttausende. Kompliziert, aber zuverlässig – so könnte man jedes Mitglied unseres persönlichen Zell-Orchesters bezeichnen. Das Betriebsklima ist hervorragend, ein Milieu, in dem sich alle wohl fühlen. Entsprechend ist das Ergebnis: ein traumhaft harmonischer Zusammenklang. Sprich: ein gesunder Körper. Doch auch wir als Dirigenten unseres individuellen Mega-Orchesters können Fehler machen. Fehler von A bis Z; von Alkohol bis Zigaretten, von Fleischwurst bis Sachertorte. Bedauerlich an der Sache ist, daß wir auf einem wichtigen Ohr fast taub sind. Wenn unser Zell-Orchester außer Rand und Band gerät und zu schauerlichsten Mißklängen ansetzt, glauben wir immer noch, die richtigen Regieanweisungen zu geben. Dabei sind wir längst aus dem Takt geraten – und zwar restlos. Das führt zu dem falschen, schrillen Sound, der in den Ohren schmerzt. Entsprechend führt ein unharmonisches Zellmilieu zu einem gestörten Stoffwechsel mit seinen verschiedenen Symptomen bis hin zu Krankheiten.
Die Zell-Milieu-Medizin besetzt unser Orchester mit der richtigen Anzahl an Spitzenkräften, den Vitaminen, Mineralstoffen, Spurenelementen, Fett- und Aminosäuren. Folge ist ein optimales Zellmilieu. Die Zellen können in den Stoffwechsel-Kaskaden ihre optimale Leistung erbringen – sie sind einfach fit.
Froschschenkel standen auf dem Plan, doch von Gaumenfreuden konnte keine Rede sein: Ich arbeitete als junger Forscher des Instituts für Neurophysiologie und Biokybernetik an der Universität Erlangen-Nürnberg. Was ich dem medizinischen

Nachwuchs im Hörsaal beibringen sollte, lernt jeder Medizinstudent seit Jahrzehnten an allen Universitäten der Welt: Bei einem Versuch wird der Ischiasnerv am Sprungbein eines Frosches gereizt – zunächst durch einen schwachen Stromstoß. Im zweiten Teil des Versuchs kommt ein Tropfen Alkohol auf den Nerv, bevor man den Strom anlegt. Das Ergebnis kann die Freunde eines »guten Tropfens« durchaus deprimieren: Ohne »Promille« federt der grüne Schenkel stramm in die Höhe – mit der hochprozentigen Zugabe dagegen ist nur ein schlappes Emporzucken drin.

Und die Ursache dieser Schlaffheit? Darum ging es schließlich in dem Versuch, den ich so exakt durchführte, wie er in den Lehrbüchern steht, aus denen auch meine Antwort stammte: Alkohol beeinflußt die Informationsleitung der Nerven. Die logische Folge ist also, daß die Anspannung des Muskels behindert wird. Ich stand im Hörsaal, trug diese Antwort der alten Weisen vor und wußte plötzlich, daß ich mich damit niemals zufriedengeben würde. Die Erklärung war mir einfach zu oberflächlich. Und dieser Gedanke ließ mich nicht mehr los, dieses Schlüsselerlebnis wurde zur Initialzündung für meine Forschungen – bis auf den heutigen Tag.

Zum »Aha-Erlebnis« kam es erst viele Jahre später. Ich hatte allmählich entschlüsselt, wie einige Transportsysteme an den Zellmembranen funktionieren, wie die Stoffwechselvorgänge in den Zellen ablaufen und wie sich das Zellmilieu gestaltet und verändert. In den meisten Arztpraxen war es bis dahin üblich, das Blutserum lediglich auf wenige Mineralstoffe – wie Calcium und Kalium – zu untersuchen. In der physiologischen Forschung hatte ich gelernt, welche wichtige Rolle auch alle anderen Mineralstoffe und Spurenelemente für die Stoffwechselvorgänge in den Zellmembranen und in den Zellen selbst spielen. Deshalb ließ ich im Laufe der Jahre immer mehr von diesen Stoffen bestimmen. Heute ist daraus ein »Katalog« von praktisch allen Mineralstoffen, Spurenelementen, Vitaminen, Fettsäuren und Aminosäuren geworden.

Wie sieht nun das »persönliche Profil« aus, die individuelle Bausteinebilanz des Patienten? Welche Bausteine fehlen seinen

Körperzellen? Und welche Probleme haben sich aus der Disharmonie des »Mega-Orchesters« entwickelt? Um das festzustellen, reicht es nicht aus, nur das Blutserum des Menschen zu untersuchen. Mehr wird jedoch meist nicht getan, wenn den Patienten in der Arztpraxis zu Analysezwecken Blut abgenommen wird. Die Untersuchung des Blutserums allein ist etwa so, als würden wir uns mit einem einzigen Außenthermometer begnügen, um zu messen, ob wir auch im Wohnzimmer den Wintermantel anbehalten müssen. Dabei ist es im Haus womöglich so überheizt, daß ein T-Shirt genügt. Im Serum des menschlichen Blutes kann lediglich das Angebot an Bausteinen gemessen werden, welches in Form von Nahrung aufgenommen wurde. Solche Serumanalysen geben noch keinen Einblick in das Milieu der einzelnen Körperzellen. Auch mit der Vollblutuntersuchung ist das tatsächliche Zellmilieu nicht zu entschlüsseln. Denn bei dieser Analyse werden lediglich die Gesamt-Durchschnittswerte der Bausteine in Blutflüssigkeit (Serum) und Blutzellen ermittelt. Das entspräche dem Ermitteln der Durchschnittstemperatur zwischen Innen und Außen. Das Neue an der Zell-Milieu-Medizin (ZMM): Erstens wird die Menge der Bausteine in den Blutzellen genau gemessen! Dies gibt die Grundversorgung des Menschen mit Bausteinen an. Zweitens wird der genaue Bedarf der kranken Körperzellen durch die ZMM ermittelt; denn wichtig ist: Die tatsächlichen Mengenverhältnisse der Bausteine in den Zellen bestimmen das Zellmilieu, und nur wenn das Zellmilieu stimmt, funktioniert der so wichtige Stoffwechsel des Menschen optimal. Nur dann können die Zellen genügend Energie erzeugen, Reparaturen durchführen, sich erneuern, sich erfolgreich gegen Bakterien, Viren, Pilze und Krebszellen, Gifte aus dem Stoffwechsel und der Umwelt verteidigen.
Für unsere Gesundheit ist uns nichts zu teuer. Die Krankenkassenbeiträge, die jeder einzelne von uns im Laufe seines Lebens bezahlt, erreichen leicht eine sechsstellige Summe. Unsere medizinische Versorgung gehört zu den besten der Welt. Wir gönnen uns die hochwertigsten Medikamente. Und doch: Unsere Chancen, an natürlicher Altersschwäche zu sterben,

stehen 1 zu 100. Das hat das Bundesamt für Statistik errechnet. Die Kehrseite der Medaille ist erschreckend: 99 von 100 Menschen sterben in Deutschland an Krankheiten. Dabei werden mehr als 300 Milliarden Mark jährlich für das Gesundheitswesen ausgegeben; und das allein in den alten Bundesländern. Trotzdem berichten die Zeitungen alle Jahre wieder, daß Herz- und Gefäßkrankheiten, Diabetes und Krebs die hauptsächlichen Todesursachen seien.

Eigentlich ist unser Körper das reinste Wunderwerk, und doch haben wir ein Programm nicht gespeichert: Recycling. Deshalb sind wir im wahrsten Wortsinn unersättlich. Denn unsere Nahrung wird verwertet und dann ausgeschieden. Eine Wiederverwertung aber findet nicht statt. Unser Körper braucht ständig neue Bausteine, um sich gesund und am Leben zu erhalten. Besäßen wir ein persönliches Recycling-Programm, könnten die Restaurants schließen. Aber so, wie wir nun mal sind, gehören Essen und Trinken ebenso zu unserem Dasein wie Geselligkeit, Bewegung und Freude.

Werbung für Lebensmittel zählt zu den verführerischsten aller geheimen Verführer. Genußvoll verwöhnen wir unsere Geschmacksnerven und beruhigen unser Gewissen mit einem Blick auf den Verpackungstext. Vitamine und Mineralstoffe, so weit das Auge reicht – Supermarktregale voller Gesundmacher. Könnte man meinen. Stimmt aber nicht. Tatsache ist, daß die künstliche »Vitaminisierung« von vielen Nahrungsmitteln lediglich den Eindruck einer Überversorgung mit Vitaminen erweckt. Unter dem Strich kommt es trotzdem häufig zu Mangelerscheinungen. Und das in unserer Überflußgesellschaft. Allein in Deutschland gibt es inzwischen 25 Millionen Allergiker, und es werden jährlich mehr. Etwa ein Drittel aller Neugeborenen leiden an Neurodermitis, durch die allgemeine Bleivergiftung schießen die Jugendlichen immer mehr in die Höhe. Mehr und mehr Ehepaare bleiben ungewollt kinderlos, weil die Fruchtbarkeit der Männer und Frauen abnimmt. Bakterien, Viren, Pilze und Krebserkrankungen sind auf dem Vormarsch.

Genau an diesem Punkt setzt die Zell-Milieu-Medizin an. Stellt sich heraus, daß in den Körperzellen eines Patienten Bausteine fehlen, müssen sie nachgefüllt werden. Das heißt, der Idealzustand des ursprünglichen Baustein-Orchesters muß wiederhergestellt werden. Eine neuartige Untersuchung der roten Blutkörperchen (der Erythrozyten) und des Blutserums bringt Licht in das Dunkel unserer Versorgung mit Bausteinen: Bei der Bausteinebilanz haben die meisten Menschen ausgesprochen rote Zahlen. Leichte bis mittelgradige und sogar erhebliche Mängel an mehreren lebenswichtigen Bausteinen sind festzustellen.

Viele Menschen mit so einer »Mängelliste« fühlen sich zunächst noch gut, sind scheinbar gesund. Sie sind aber bereits auf dem Weg in die Krankheit oder schon krank. Bei bereits Erkrankten muß der Bausteinemangel möglichst rasch ausgeglichen werden, um weitergehende Krankheitsprozesse zu vermeiden und die Schäden so weit wie möglich wieder rückgängig zu machen. Denn schon vor langer Zeit stellte der berühmte Arzt Rudolf Virchow fest: »Die Krankheit des Körpers ist gleich der Krankheit der Zelle.«

I Zell-Milieu-Medizin

Die Evolution der Medizin

Ein klares Ja zur Zell-Medizin kommt heute bereits aus modernen Kreisen der Wissenschaft und der aufgeklärten Schulmedizin. Dank ihrer großen Erfolge bei sehr vielen Krankheiten verbreitete sie sich immer weiter.
Anerkennung findet die Zell-Milieu-Medizin erstens wegen ihrer exakten Laboranalysen, die die Grundversorgung mit Bausteinen angeben, zweitens aber insbesondere dadurch, daß Erkrankte entsprechend dem tatsächlichen Bedarf ihrer erkrankten Körperzellen mit Bausteinen individuell therapiert werden. Denn eines ist letzten Endes bekannt: 90 Prozent unserer Krankheiten werden durch Baustoffmängel verursacht. Falsche Ernährung ist die Hauptursache für solche Mängel, aber auch übermäßiger Streß und Hochleistungen im Sport oder in verschiedenen Berufen. Nur zu einem geringen Teil ist ein »Minus« auf eine ungenügende Aufnahme der Baustoffe im Magen-Darm-Trakt zurückzuführen, zum Beispiel bedingt durch angeborene Enzym-Mangelkrankheiten.
Bislang hat die Medizin vergeblich gegen die immer weiter zunehmenden Volkskrankheiten gekämpft. Ein Kampf, dessen Kosten geradezu explosionsartig angestiegen sind. Mit Hilfe der Zell-Milieu-Medizin können die ausufernden Kosten des Gesundheitswesens gesenkt werden. Daher muß nicht nur bei den Patienten das Bewußtsein für Ernährung und Vorbeugung wachsen – und damit die Erkenntnis, daß man Wirksames gegen die Entstehung von Krankheiten tun kann. Es ist höchste Zeit, daß eine solche Bewußtseinsbildung auch bei noch mehr Ärzten und Wissenschaftlern einsetzt. Die Politiker sind ge-

fordert, entsprechende Gesetze für eine prophylaktische Medizin zu schaffen.

Steil ansteigend ist die statistische Kurve der Zivilisationskrankheiten. Das sind Herz-Kreislauf-Krankheiten, Zuckerkrankheit, Stoffwechselstörungen, Krebs und andere. Diese bestürzende Entwicklung können wir nur aufhalten, wenn wir das Übel an der Wurzel packen. Das heißt: Schon im Ansatz muß die Entstehung von Krankheiten verhindert werden. Nämlich dadurch, daß wir den Körperzellen geben, was sie an Bausteinen brauchen, damit sie ihre Stoffwechselleistungen erbringen können. Es muß aber nicht nur ein Mangel an Bausteinen in den Zellen verhindert werden, sondern ebenso eine schädliche Überschwemmung durch ungezielte Überdosierung von Nährstoffen.

Der Körper verfügt durchaus über sein eigenes Frühwarnsystem: Anhaltende Müdigkeit, Abgeschlagenheit, Konzentrationsschwäche, Schlafstörungen, Übererregbarkeit, Stimmungsschwankungen und vermehrte Wetterfühligkeit sind einige der frühen Warnsignale. In ihren Symptomen scheinen sie zunächst harmlos zu sein, und dennoch können diese Signale Hinweis auf beginnende Krankheiten durch Baustoffmängel sein. Zeit also, mit dem gezielten Auffüllen der Speicher zu beginnen. Sind die Zellen und damit auch die Organe des Körpers nämlich erst einmal geschädigt, wird es schwieriger: Dann stellt sich nämlich die Frage, inwieweit die Verbesserung des Zellstoffwechsels noch helfen kann. Obwohl mit Hilfe der Zell-Milieu-Medizin erstaunliche Regenerationsleistungen vollbracht werden, liegt eines auf der Hand: Je weiter eine degenerative Zellzerstörung fortgeschritten ist, desto geringer ist die Aussicht auf ein vollständiges Ausheilen der Krankheit.

Die Bausteine sind durch nichts zu ersetzen, auch nicht durch Arzneimittel. Sie können das Öl für ihren Automotor auch nicht durch chemische Lösungsmittel ersetzen. Der Organismus holt sich seine Bausteine aus den Lebensmitteln. Über den Verdauungstrakt muß er diese einzelnen Instrumente seines Zell-Orchesters ins Blut aufnehmen; bei eiweißhaltigen

Lebensmitteln müssen die Eiweiße erst in Aminosäuren gespalten und dann als ungebundene freie Aminosäuren aufgenommen werden. Aus diesen werden dann wieder körpereigene Eiweißkörper aufgebaut. Im Fall einer Krankheit entsteht zusätzlicher Bedarf an Bausteinen. Der Körper braucht sie zur Bekämpfung des Krankheitsprozesses oder zur Stimulierung des Abwehrsystems bei Infektionen. Auch bei Unfällen und in jeder Streßsituation werden über den normalen Tagesbedarf hinaus erhebliche Baustoffmengen verbraucht. Bei jeder Erkrankung ist folglich die Ergänzung der fehlenden Bausteine von großem Nutzen. Oft sogar kann dadurch erst die Voraussetzung zur Heilung geschaffen werden.

Die Zell-Milieu-Medizin stellt eine neue Dimension in der Medizin dar, weil sie das Zellgeschehen »wie mit der Lupe« betrachtet. Die Forschungsergebnisse der Zell-Milieu-Medizin erweitern in praktisch allen Bereichen das schon vorhandene Wissen der Medizin und der medizinisch-biologischen Wissenschaft erheblich. Sie basiert auf folgenden Prinzipien:

1. Die Zell-Milieu-Medizin setzt sich zusammen aus Zell-Milieu-Diagnostik und Zell-Milieu-Therapie.
2. Die Zell-Milieu-Diagnostik ermöglicht einen Einblick in den Stoffwechsel der Körperzellen. Zum einen geben die Laboranalysen roter Blutkörperchen die Grundversorgung an. Der tatsächliche Bedarf erkrankter Körperzellen wird mit den biophysiologischen Erkenntnissen der ZMM ermittelt, die dem Arzt erweiterte Möglichkeiten eröffnen. Wenn der Arzt zusätzlich alle übrigen bewährten Untersuchungsmethoden der Schulmedizin und Naturheilkunde einsetzt, kann er viel genauere Diagnosen stellen als bisher dank der Zell-Milieu-Diagnostik.
3. Die Zell-Milieu-Therapie erlaubt die Berechnung der genauen individuellen Bedarfsmenge jedes einzelnen Patienten für jeden einzelnen Baustein. Indem die Besonderheit jedes Patienten berücksichtigt wird, kann ein individueller Therapieplan für das individuelle Krankheitsgeschehen aufgestellt werden; dabei werden die sonstigen bewährten Therapiemethoden der biologischen Medizin und der Schulmedizin mit einbezo-

gen. Mit Hilfe der Zell-Milieu-Medizin sind die Diagnose- und Therapiemöglichkeiten enorm verbessert worden.
4. Der Verlauf der Zell-Milieu-Therapie kann jederzeit exakt kontrolliert werden. Dazu dient unter anderem die spezielle Laboranalyse als Teil der Zell-Milieu-Diagnostik.
5. Die Zell-Milieu-Medizin gehört eigentlich zur Behandlung jeder Erkankung. Denn wenn nicht jede einzelne Zelle gesund ist, können die Zellen insgesamt nicht gesund sein und somit auch die Organe einschließlich der Steuerüngsprozesse des Körpers nicht. Gesunde Zelle heißt: eine Zelle mit optimalem Zellmilieu.
6. Die Zell-Milieu-Medizin beugt Erkrankungen vor. Mit jeder Krankheit, die gar nicht erst entsteht, entfallen die Risiken und Nebenwirkungen chemischer Pharmakologie, der Chirurgie oder der Bestrahlung. Damit soll nicht gesagt werden, daß die Zell-Milieu-Medizin den Rest der Medizin und ihre Methoden ersetzt. Vielmehr soll durch Vorbeugung der Einsatz dieser medizinischen Mittel möglichst gar nicht erst nötig werden. Im Krankheitsfall erweitert die Zell-Milieu-Medizin die schulmedizinischen Methoden.
Jedes chemische Medikament, auf das ich verzichten kann, bringt mir weniger Risiken und Nebenwirkungen. Jeder vermiedene chirurgische Eingriff verhindert erstens starke Veränderungen des Körpers und senkt zweitens Kosten. Ist eine Operation aber doch notwendig, haben es Patienten mit begleitender Zell-Milieu-Medizin nachweislich besser. Sie kommen mit dem Eingriff und der Narkose besser zurecht und erholen sich schneller. Auch bei einer unvermeidbaren Chemotherapie und Bestrahlungen bei Tumor-Erkrankungen treten deutlich weniger Nebenwirkungen auf.
7. Die Zell-Milieu-Medizin berücksichtigt die Stoffwechsel-Individualitäten des Menschen. Ohne genaue ZMM-Diagnose sollte keine Behandlung mit Bausteinen stattfinden. Denn jede unkontrollierte Behandlung kann statt zur Heilung eher zur »Entgleisung« des Stoffwechsels und damit zur Schädigung des Zellstoffwechsels führen. Alle möglichen Bausteine in wahllosen Dosierungen zu sich zu nehmen, ist wie ein Schuß mit der

Schrotflinte in den »Wald«. Dabei trifft man vielleicht das Ziel, das man treffen möchte; auf jeden Fall aber zerstört man gesunde »Bäume« und »Pflanzen« in der Umgebung – also gesunde Zellen und Organe. Ungefähr ein Drittel aller erwachsenen Amerikaner konsumiert wahllos Vitamin- und Mineralstoffpräparate. Dabei überwiegen die Frauen. Gleiches gilt für bereits 40 Prozent der jüngsten US-Bürger, der Kinder zwischen 2 und 6 Jahren. Verkaufserfolg Nummer 1 in den amerikanischen Apotheken ist das Vitamin C. Im Durchschnitt wird 21mal mehr davon geschluckt als in der amerikanischen Nährstoffempfehlung RDA steht. Vitamin E erreicht bei den Erwachsenen ab 18 Jahren das 28fache und Vitamin B_1 sogar das 43fache. Solche Mengen liegen bereits über der schädlichen Grenze. Das ungezielte Einnehmen von Vitamin- und Mineralstoffpräparaten in hohen Dosierungen ist langfristig gefährlicher als eine leichte Unterversorgung mit Nährstoffen, da das Zellmilieu in ein erhebliches Ungleichgewicht kommt und der Stoffwechsel durcheinandergerät.
Meine Untersuchungen vieler US-Bürger zeigen, daß bei ihnen besonders große Verschiebungen des »Bausteinprofils« auftreten. Es gibt einige Bausteine, die besonders leicht aufgenommen und im Übermaß in den Zellen angereichert werden. Diese hindern andere Bausteine daran, ihrerseits vom Körper aufgenommen zu werden – selbst wenn diese ebenfalls überreichlich angeboten werden. Unter dem Strich wird deutlich, daß man sich selbst eher schadet als nützt, wenn man Bausteine ungezielt einnimmt.
8. Ein optimales Zellmilieu hilft den Zellen des Körpers – besonders den Leber- und Nierenzellen – bei der Entgiftungsarbeit. Da gibt es zum einen sogenannte »Freie Radikale«, die wirksam bekämpft werden durch die Vitamine A, Beta-Carotin, C und E sowie durch Selen und die Aminosäuren Glutamin, Cystein und Glycin. Auch alle übrigen Umweltgifte und Stoffwechselgifte werden von den Körperzellen besser unschädlich gemacht und über die Leber, die Niere und die Haut besser ausgeschieden. Verbesserte Entgiftung bei optimaler Ernährung – diese Formel konnte bereits in vielen Versuchen nach-

gewiesen werden. Ein Beispiel: Eine Gruppe von Hühnern bekam das teuerste und beste Futter, das es im Landhandel zu kaufen gab. Dieser Topnahrung wurden pro 100 Gramm jeweils 100 Milligramm Nickel zugesetzt. Eine zweite Gruppe von Hühnern erhielt deutlich schlechteres und nährstoffarmes Futter, dem jedoch ebenfalls 100 Milligramm Nickel pro 100 Gramm Futter zugesetzt waren. Im Labor wurde schließlich Bilanz gezogen: Im Fleisch der optimal ernährten Hühner der Gruppe I war trotz der Nickelgabe praktisch kein Nickel nachweisbar, in Leber und Nieren nur geringe Spuren. Bei den Tieren der Gruppe II, die minderwertiges Futter gepickt hatten, war das Fleisch zwar nur mäßig, Leber und Nieren jedoch hochgradig mit Nickel vergiftet. Mit diesem Versuch ist der Beweis erbracht: Nur bei einem optimalen Zellmilieu und demzufolge normalen Zellstoffwechsel kann der Organismus die aufgenommenen Umweltgifte vermehrt ausscheiden. Ein erstklassiges Zellmilieu führt also zu einem beeindruckenden Ergebnis: All die Umweltgifte, denen wir heute ständig ausgesetzt sind, werden in unserem Körper weitgehend unschädlich gemacht. Eine klare Chance für uns, trotz der zunehmenden Gifte aus der Umwelt gesund zu leben. Wenn wir dagegen keine Anstrengungen unternehmen, unsere Zellen optimal mit Nährstoffen zu versorgen, dann kann es dazu kommen, daß immer mehr Menschen Mangelerscheinungen zeigen und immer schlechter entgiften können.

Der Aufbau des Körpers mit »seinen Bausteinen«

»Das ist doch ein alter Hut! Jedenfalls bei uns auf dem Acker...«, sagte die Diplom-Landwirtin, mit der ich in Schleswig-Holstein sprach. Und sie begründete ihren Kommentar zur Zell-Milieu-Medizin auch prompt: »Was ist neu an dieser Therapie? Bei uns in der Landwirtschaft läuft das seit mehr als 40 Jahren so. Im Herbst schicken wir eine Bodenprobe zum Landwirtschaftlichen Labor in Kiel. Da lassen wir analysieren, was unserem Ackerboden fehlt. Zum Beispiel: Wenn wir in diesem Jahr Weizen geerntet haben und im nächsten Jahr auf demselben Acker Rüben anpflanzen möchten, dann interessieren mich bestimmte Fragen: Welche Düngung wäre ideal für diese Pflanzen? Welche Mineralstoffe brauchen sie, welche Spurenelemente? Im Prinzip machen Sie doch nichts anderes! Sie messen die Grundversorgung des Körpers; dann bestimmen Sie, wieviel Sie an Bausteinen hinzugeben müssen, damit unter dem Strich das Gewünschte herauskommt, nämlich optimales Wachstum, ein guter Energiestoffwechsel und ein für Reparaturvorgänge in den Zellen günstiges ›Klima‹.«

Die Frau hat im Prinzip recht. Was in der Medizin neu ist, ist für die Landwirtschaft tatsächlich schon lange ein alter Hut. Und der Vergleich Mensch–Acker ist in der Tat interessant. Selbst der fruchtbarste Boden laugt auf die Dauer aus. Dann nämlich, wenn nach guten Ernten die vermehrt verbrauchten Bausteine nicht nachgefüllt werden. Beim Menschen werden bei Hochleistungen, vermehrtem Streß im Beruf und Privatleben und bei Krankheiten vermehrt Bausteine verbraucht. Deshalb sollte auch zumindest bei jedem kranken Menschen eine Bedarfsanalyse stattfinden; dann können Mängel wohldosiert und individuell berechnet ausgeglichen werden. Praktisch muß also auch der Mensch »gedüngt« werden.

Eine vielseitige Ernährungsweise ist die Voraussetzung für die Gesundheit. Doch die Menschen in den »Wohlstandsländern« essen viel zu einseitig. Und wenn noch unausgewogene Lebensgewohnheiten und Genußgifte hinzukommen, wird der menschliche Körper buchstäblich »ausgelaugt«. Das geschieht in der schon beschriebenen Wechselwirkung: Einerseits werden dem Körper notwendige Bausteine vorenthalten; andererseits werden vermehrt Bausteine durch Engiftungsleistungen verbraucht. Das Ergebnis ist ein unnormales Zellmilieu. Das führt zu den verschiedensten Störungen und Erkrankungen. Mit Hilfe der Zell-Milieu-Medizin kann genau bestimmt werden, wie die einzelnen Speicher zielgerichtet aufzufüllen sind. Mein Ziel ist es, dadurch jeder Zelle die Chance zu geben, zu ihrer vollen Leistungskraft zurückzufinden – so weit fit zu sein, daß sie alle Vorgänge des Zellstoffwechsels optimal leisten kann. Nur dadurch ist vieles von dem zu verhindern, was uns Menschen beeinträchtigen kann: Funktionsstörungen, die Entstehung von fast allen Erkrankungen, vorzeitiges Altern, mangelnde Leistungs- und Konzentrationsfähigkeit, Depressionen und mehr. Die Lebensqualität ist abhängig vom Versorgungsgrad der Zellspeicher mit allen Bausteinen.

Kommt ein Mann zum Arzt... Nein, nein, was jetzt folgt, ist kein Witz, sondern so etwas wie ein Ritual. Fragte der Arzt: »Was fehlt Ihnen?« Antwortet der Patient beispielsweise: »Ich habe Schnupfen.« Diese Gesprächsebene ist die der erkennbaren Symptome, die makroskopische Ebene. Eigentlich müßte die Antwort des Mannes beim Arzt lauten: »Mir fehlen gerade ein paar Bausteine für den Stoffwechsel meiner Abwehrzellen.« Eben deswegen konnten die Bakterien oder Viren nämlich das Abwehrsystem des Mannes überwinden. Möglich auch, daß er von ungewöhnlich starken Viren oder Bakterien befallen wurde. Deshalb hatte er durch den Abwehrkampf gegen diese Eindringlinge einen besonders hohen Verbrauch an bestimmten Bausteinen. Und hinzu kam vermutlich noch, daß seine Bausteinvorräte nicht ausreichten.

Wir spiegeln die Welt wider, in der wir leben: Der Mensch besteht aus den gleichen Bausteinen, aus denen auch unsere Welt zusammengesetzt ist. Die Erde besteht aus Mineralstoffen und Spurenelementen. Mit Hilfe des Sonnenlichts und des Wassers stellen die Pflanzen aus diesen Substanzen Eiweiße, Vitamine und Fettsäuren her. Die Eiweiße wiederum bestehen aus Aminosäuren, die die Pflanzen selbst synthetisieren. Wir behandeln den Körper also mit seinen »eigenen Bausteinen« – einfach dadurch, daß wir ihm Bestandteile zuführen, die sowieso zu seinen »Konstruktionsmerkmalen« gehören. Ein gesundes »Gleichgewicht der Kräfte« ist lebenswichtig. Wir nennen es auch »physiologisches Zellmilieu«.

II Wie die Bausteine in die Zellen kommen

Sein oder Nichtsein – der Mensch ist so alt wie seine Membrane

Zellmembranen sind die Grenzen zwischen Sein und Nichtsein, zwischen Jugend und Alter, zwischen Leben und Tod. Denn der Mensch ist so alt wie seine Membrane.
Erstens hat die Zellmembran die Aufgabe, das innere Milieu der Zelle vom äußeren Milieu der Räume zwischen den Zellen und den Körperflüssigkeiten abzugrenzen.
Zweitens besitzen sämtliche Zellorganellen und der Zellkern eigene Membranen, die sie von der Zellflüssigkeit abgrenzen. Diese Membranen gewährleisten die »Autonomie« dieser Zellorganellen innerhalb der Zelle.
Funktionierende Membranen sind also lebensnotwendig und lebenserhaltend. Die Beziehungen zwischen den einzelnen Zellorganellen und die der Zellen untereinander sind letztlich Beziehungen über Membrangrenzen hinweg.
Drittens kann die Membran zugleich bestimmte Bausteine selektieren und so für den passiven und aktiven Austausch von Stoffwechselprodukten sorgen.
Viertens führen Ionen-Diffusionen zu einer Spannungsdifferenz zwischen den beiden Membranseiten. Dadurch entsteht eine entgegengesetzte elektrische Aufladung zwischen der Innen- und Außenseite der Membran. Dieses Membranpotential ist wichtig für alle aktiven Funktionen der Membran.
Die Körperzellen können also nur optimal ver- und entsorgt werden, wenn die Membranen optimal das Ein- und Ausschleusen von Bausteinen, Wasser, Kohlenhydraten, Sauerstoff und »Stoffwechsel-Müll« leisten können.

Die »Kanäle« der Zellmembran

Die Mineralstoffe werden überwiegend auf »Kanälen« durch die Zellmembrane in die Zellen geschleust. Und jede Zelle möchte von den angebotenen Bausteinen genausoviel abbekommen wie ihre Nachbarzellen. Für eine gerechte Verteilung bedarf es einer Informationsleitung von Zelle zu Zelle – die Zellen teilen einander mit, wieviel sie erhalten haben. Da die Zellen eines Organs aber nicht durch ein geschlossenes Leitungsnetz miteinander verbunden sind, muß der Organismus für die Informationsübertragung chemische Botenstoffe einsetzen: Hormone und Nervenbotenstoffe. Durch ein kompliziertes Pumpensystem wird zum Beispiel ein hoher Calciumspiegel im Zellinneren gegen ein niedriges Calciumniveau außen aufrechterhalten. Eine Störung des Calcium-Gleichgewichts zieht bereits schwere Schädigungen der Zelle nach sich. In der Zellmembran sind verschiedene Ionenkanäle für die einzelnen Mineralstoffe vorhanden. Da sind zum Beispiel der »schnelle« Natriumkanal, der »langsame« Calciumkanal und der »mittelschnelle« Magnesiumkanal, der bei Streß durch Gewebshormone (Katecholamine) blockiert wird. Und diese Kanäle öffnen sich nur ausreichend, wenn zumindest die Mineralstoffe in ausgewogenen Mengenverhältnissen vorliegen.

Mit Pumpen und Transportenzymen durch die Zellmembran

Ionen und Moleküle werden mittels Transportenzymen durch die Fett-Doppelschicht der Zellmembran transportiert. Herrscht für die zu transportierende Substanz auf beiden Seiten der Membran eine unterschiedliche elektrochemische Ladung, so müßte der Ionentransport eigentlich in Richtung der niedrigeren Ladung stattfinden. Moleküle und Ionen können aber durch Pumpen auch entgegen dieser Ladung transportiert werden. Die Pumpen verbrauchen dabei Energie. So zum Beispiel die Natrium-Kalium-Pumpe. Sie verursacht ein Ionenungleichgewicht zwischen dem Raum außerhalb der Zelle und dem Innenraum der Zelle. Das verschafft den Zellen ein Milieu, in dem ihre Enzyme optimal arbeiten können. Dabei wird Kalium vermehrt in die Zelle hineingeschleust und Natrium vermehrt herausgepumpt. Und noch ein Vorteil des Ionenungleichgewichts: Die elektrische Ladungsdifferenz an der Zellmembran kann bei Bedarf sehr schnell verändert werden. Zahlreiche Phänomene beruhen auf dieser schnellen Umkehrbarkeit der Ladungsdifferenzen an den Zellmembranen – so zum Beispiel viele wichtige Funktionen des Nervensystems. Signale von Zelle zu Zelle und innerhalb der Zelle werden stets chemisch übertragen. Das geschieht durch sehr viele Hormone, mehrere 1000 Enzyme und über 100 Nervenbotenstoffe. Alle Bausteine werden also vermittels Transportsystemen durch die Zellmembrane geschafft. Für die notwendige Energie und die Bildung der Transportenzyme, Hormone und Nervenbotenstoffe werden wiederum Bausteine verbraucht. Optimale Bausteinmengen führen also zu optimalem Transport und somit zu optimalem Zellmilieu.

Stoffwechsel – die Abhängigkeit der Zelle vom Milieu

Der Stoffwechsel umfaßt die Gesamtheit der Veränderungen, der in lebenden Organismen stattfindet. Der Stoffwechsel wird aufgeteilt in Prozesse, die Energie verbrauchen, und in Prozesse, die Energie liefern. Diese Prozesse müssen harmonisch zusammenarbeiten. Die Umwandlung von Bausteinen über verschiedene Zwischenprodukte bis hin zu den entsprechenden Stoffwechselprodukten wird jeweils von spezifischen Enzymen katalysiert. Ohne Enzyme kann also kein Stoffwechsel stattfinden. Die Enzyme bestehen aus Bausteinen; insbesondere Aminosäuren sowie Mineralstoffen und Fettsäuren. Für ihre aktiven Zentren brauchen sie die lebensnotwendigen Spurenelemente. Die Enzyme werden oft von Hilfssubstanzen unterstützt, den sogenannten Cofaktoren oder Coenzymen. Die meisten Vitamine wirken entweder als Coenzyme oder sind Teile von Enzymen.

Am einfachen Beispiel des Vitamins Nikotinamid (Niacin) will ich diesen Stoffwechselprozeß kurz darstellen. Nikotinamid ist ein essentieller Baustein für die Biosynthese der beiden Coenzyme NAD^+ und $NADH^+$. Diese beiden Coenzyme haben im Stoffwechsel wichtige Funktionen: Sie dienen als Wasserstoffüberträger für mehr als 100 verschiedene Enzyme, die die Redoxprozesse katalysieren (eine Stoffwechselkaskade, bei der letztlich Sauerstoff und Wasserstoff in Wasser und Energie umgesetzt werden).

Ein Nikotinamidmangel greift daher in den gesamten Zellstoffwechsel ein. Und zwar geschieht das, schon bevor irgendwelche Krankheitssymptome oder pathologischen Veränderungen im Zellbereich sichtbar oder spürbar werden. Abhängig von diesen beiden Coenzymen ist auch die Gewinnung chemischer Energie in der Zelle in der Form von ATP in der Atmungskette und in der Biosynthese von Fettsäuren. Ein Nikotinamidmangel macht sich deshalb in praktisch allen Organen bemerkbar.

Die Biosynthese bestimmter Enzyme setzt voraus, daß genügend Vitamine, Mineralstoffe und Spurenelemente vorhanden sind. So ist zum Beispiel Vitamin C als essentielles Coenzym notwendig für den Stoffwechsel des Vitamins Folsäure. Dieses wiederum ist notwendig, damit Vitamin B_{12} aktiv werden kann. Selbst wenn Folsäure und Vitamin B_{12} in ausreichenden Mengen vorhanden sind, würde ein Mangel an Vitamin C daher indirekt den Aminosäure- und Erbsubstanz-Stoffwechsel negativ beeinflussen und zum Beispiel eine Anämie verursachen. Ursache kann auch eine Mangel-Kombination zweier oder dreier dieser Vitamine sein.

Aufnahme und Aufnahmestörungen

Die Bausteine werden im Magen-Darm-Bereich aufgenommen. Für die verschiedenen Bausteine gibt es dabei unterschiedliche Mechanismen der Aufnahme. So werden fettlösliche Vitamine wie Fettsäuren resorbiert. Vitamin B_1 wird durch

einen natriumabhängigen Transport aufgenommen. Direkt aufgenommen werden Vitamin C, Nikotinamid (Niacin) und Vitamin B_6. Folsäure muß erst den Leberstoffwechsel passieren. Mineralstoffe und Spurenelemente brauchen aktive Transportsubstanzen, um das Zellinnere zu erreichen. Das gilt insbesondere auch für den komplizierten Fettsäurestoffwechsel. Eiweiße müssen durch Verdauungsenzyme in Aminosäuregruppen aufgespalten werden. Erst dann können sie ebenfalls durch aktive Stoffwechselprozesse aufgenommen werden.
Mängel an diesen Bausteinen machen sich oft schon durch Störungen im Magen-Darm-Bereich bemerkbar – wie zum Beispiel Übelkeit, Völlegefühl, Erbrechen, Blähungen, Durchfälle, Magen- und Zwölffingerdarmgeschwüre. Durch eben diese Funktionsstörungen werden die Bausteine aber noch schlechter aufgenommen. Man spricht von einer Malabsorption. Diese krankmachende Entwicklung kann oft nur durch gezielte Injektionen von Bausteinen unterbrochen werden.
Erheblich beeinträchtigt ist die Resorption der Bausteine oft auch nach Operationen im Magen-Darm-Bereich und der Gallenblase. Es kann also selbst dann zu Mangelkrankheiten kommen, wenn durch die Nahrung ausreichend viele Bausteine angeboten werden. Auch in solchen Fällen ist es häufig notwendig, den Magen-Darm-Trakt zu umgehen und die entsprechenden Bausteine vorübergehend durch Injektionen und ergänzend über den Verdauungstrakt zuzuführen, bis die Mängel ausgeglichen sind.
Infektionen im Magen-Darm-Bereich führen gleichfalls zu einer gestörten Resorption vieler Bausteine. Eine gesunde Darmflora stellt das meiste Vitamin B_{12} her. Deshalb führen ein Parasitenbefall des Darms, eine Antibiotikatherapie oder eine Darmbesiedlung mit nichtphysiologischen Darmbakterien insbesondere zu Aufnahmestörungen und auch Mängeln an Vitamin B_{12} und Folsäure.
Solche Resorptionsstörungen haben einen Krankheitswert und müssen vom Arzt behandelt werden. Die fehlenden Bausteine werden nach Art und Menge mit Hilfe der Labormethoden der Zell-Milieu-Medizin analysiert und anschließend in-

dividuell aufgefüllt. Durch Kontrollanalysen wird für Patienten mit dauerhaften Resorptionsstörungen ebenfalls bestimmt, welche Bausteine sie für jeweils ein Jahr zur Überbrückung dieser Störungen einnehmen sollen.

Aufnahmestörungen durch Medikamente

Beeinträchtigt wird die Aufnahme der Bausteine auch durch zahlreiche Arzneimittelgruppen. Das betrifft insbesondere die Aufnahme der Vitamine im Magen-Darm-Trakt. Vor allem Frauen, die eine östrogenhaltige Antibabypille einnehmen, zeigen einen starken Vitamin-B_6-Mangel, außerdem Mängel an Niacin und Folsäure.
Arzneimittel führen zu besonders großen Bausteinemängeln, wenn sie über längere Zeit oder gar dauernd eingenommen werden. Das gleiche gilt natürlich auch für Drogen, Umweltgifte und Genußgifte. Viele Schmerzmittel zum Beispiel verbrauchen besonders die Vitamine B_6 und C. Sulfonamide (eine Gruppe von Antibiotika) verbrauchen alle Vitamine außer Nikotinamid. Letztlich führen alle Arzneimittel entweder zu einer Aufnahmestörung oder/und zu einem vermehrten Verbrauch an Bausteinen. Dies ist einer der wesentlichen Gründe, warum die Zell-Milieu-Medizin oft eine Voraussetzung zur Besserung und Heilung bei chronischen Erkrankungen ist.

Miteinander und gegeneinander

Synergismus heißt miteinander, Antagonismus steht für gegeneinander arbeiten. Beides gehört zu einem perfekt aufeinander abgestimmten »Baustein-Orchester«.
Miteinander: Zusammenarbeit bedeutet, daß viele Bausteine nur Hand in Hand miteinander arbeiten können. Allein stehen sie machtlos vor der Vielzahl ihrer komplizierten Aufgaben. Vor allem aber können synergistisch wirkende Bausteine nur dann ihren »perfekten Auftritt« haben, sprich: die Barrieren der

Zellmembrane überwinden, wenn sie »voll da« sind: wenn sie also gleichzeitig mit anderen Bausteinen in den richtigen Mengenverhältnissen vor die Kanäle, Pumpen und Carrierproteine treten. Selbst Massenansammlungen einiger Bausteine können die »Burgmauern« der Zellen nicht mit Gewalt überwinden. Erst wenn sich die verschiedenen Bausteine »Hand in Hand« aufstellen – ohne ihre anderen »Kollegen« auszulassen oder »wegzudrängeln« – werden die Tore und Transporteinheiten sie einlassen.

Gegeneinander: Doch gegen »Mogelpackungen« sind auch hier die besten Aufpasser nicht immer gewappnet. Es gibt nämlich einige wenige Bausteine, die sich über alle Vorschriften für eine gute Zusammenarbeit hinwegsetzen: Sie mogeln sich in die Zellen, wenn sie in Massen auftreten. Und haben sie das erst einmal geschafft und sich in den Zellen gehäuft angesammelt, werden sie rücksichtslos. Sie sorgen dafür, daß die artig synergistisch in Schlange stehenden Bausteine »draußen vor der Tür« bleiben. Dadurch gerät das Bausteingefüge immer weiter durcheinander. Denn nun fördern diese Antagonisten nur noch die Aufnahme der ihnen sympathischen Bausteine; das sind diejenigen, zu denen sie enge Beziehungen haben. Und genau deshalb sollten Sie keine Nährstoffpräparate ungezielt und ohne ärztliche Kontrolle einnehmen oder gar versuchen, sich bei Krankheiten selbst zu behandeln.

Was Sie aber tun sollten, ist, auf eine abwechslungsreiche und gesunde Ernährung zu achten. Denn auf die richtige Mischung aller Nährstoffe kommt es an. Eine ausgewogene Ernährung sorgt für harmonische Mengenverhältnisse der Bausteine untereinander. Sie balanciert das Mit- und Gegeneinander aus. Und mit einer guten Ernährung können Sie die Bausteine auf keinen Fall überdosieren. Je mehr der täglich notwendigen Nährstoffe Sie mit der Nahrung zu sich nehmen, desto besser sind Sie vor dem Entstehen von Krankheiten geschützt. Im Kapitel »Wie Gesunde gesund bleiben« erfahren Sie viel Neues über einen Speisefahrplan zur Gesundheit mit der »Drittel-Diät«.

III Ernährung und Mängel

Was soll ich essen?

Die Nahrung wird unterschiedlich genutzt: einmal als Bausteinlieferant für die Regeneration, Erneuerung und Teilung der Zellen, zum anderen zur Energiegewinnung durch »Verbrennen«. Dazu werden die Nährstoffe unter Wasserverbrauch abgebaut und mit Sauerstoff angereichert. Nährstoffe werden also entweder zu Stoffwechsel-Endprodukten oxydiert, in Energie umgewandelt, für Reparaturmechanismen und Reparaturprozesse oder als Bausteine für Enzyme und Coenzyme benötigt. Bedenkt man jetzt noch das Zusammenspiel beziehungsweise die Konkurrenz aller Bausteine untereinander und jeweils miteinander, so ergibt sich das schon bekannte Bild: das riesige, fast unüberschaubare Mega-Orchester, das dennoch harmonisch zusammengesetzt sein muß, damit der Stoffwechsel-Kreislauf reibungslos funktioniert.

Wer hungert, nimmt ab. Verhungern möchte natürlich niemand. Aber abnehmen – davon träumen immer mehr Menschen in unserer Wohlstands- und Überflußgesellschaft. Doch Hungern schadet dem Körper ebenso wie eine falsche Diät. Es reicht eben nicht, den Körper durch Diät und sportliche Aktivitäten funktionsgerecht zu »warten«. Vielmehr ist entscheidend, daß der Körper die Bausteine bekommt, die er braucht.

Das Wort »Streß« ist in den hochzivilisierten Ländern fast täglich in aller Munde. Aber was ist Streß eigentlich? Es ist zunächst eine Konfrontation mit Belastungen, mit Arbeit, mit Informationen. Informationen wollen »verdaut« werden. Ist die Informationsmenge, sprich Streßmenge, gerade so groß, daß sie verdaut werden kann, nennt man sie Eustreß. Genau das ist zu-

gleich die Streßmenge, die der Mensch braucht. Haben wir nämlich zuwenig Streß, gilt das alte Sprichwort: »Wer rastet, der rostet.« Wird die Informationsmenge so groß, daß sie sich nicht mehr vollständig verarbeiten läßt, entsteht Disstreß. Geht das über Tage, Wochen und Monate so weiter, gerät unsere Harmonie aus dem Gleichgewicht. Der Stoffwechsel verbraucht mehr Energie, als die Zellen erzeugen können, wir verbrauchen mehr Bausteine, als wir in derselben Zeit aufnehmen können, selbst bei einer optimalen Ernährung. Wir werden vegetativ labil. Erste Anzeichen von Mangelerkrankungen folgen. »An apple a day keeps the doctor away« (ein Apfel am Tag hält den Arzt fern). Mit diesem bekannten englischen Sprichwort schien man so etwas wie einen Schlußstrich unter die jahrelange intensive Forschung nach den Ursachen von Vitaminmangel-Krankheiten zu ziehen. Diese zählten im Mittelalter in ihrer extremsten Form zu den Volksseuchen. So zum Beispiel Skorbut, Beri-Beri, Pellagra, Nachtblindheit und Rachitis. Diese großen Volksseuchen, verursacht durch Mangelkrankheiten, sind heute scheinbar schon Medizingeschichte. Denn noch nie haben Menschen in den hochzivilisierten Ländern vitamin- und mineralstoffbewußter gelebt als in der heutigen Zeit. Und die früher oft tödlich verlaufenden Vitaminmangelkrankheiten treten in unseren Breiten kaum noch auf. Erst vor 80 Jahren entdeckte Casimir Funk eine Substanz im Reiskorn, welche die große Beri-Beri-Krankheit heilen konnte. Funk nannte dieses Substrat Vitamin B_1. In nur wenigen Jahrzehnten vollzog sich eine beispiellose Entwicklung: Weitere Vitamine, Mineralstoffe, Spurenelemente, Fettsäuren und Aminosäuren wurden isoliert und chemisch und physiologisch charakterisiert. Zum Teil wurden diese Stoffe auch synthetisiert.
Der Entdeckung der Struktur und der Funktion von Vitaminen maß das Nobelpreis-Komitee in Oslo höchste Bedeutung bei: Fast einem Dutzend Wissenschaftlern wurde dafür bereits der Nobelpreis verliehen. Um so erstaunlicher ist, daß große Bevölkerungskreise und sogar Ärzte immer noch glauben, daß es reiche, »einen Apfel pro Tag« zu essen. Das, so die landläufige Meinung, sei bereits Vorbeugung oder gar Therapie gegen die

vielen Mangelkrankheiten. Tatsache ist, daß Mangelkrankheiten – verursacht durch Bausteinmängel – auch heute noch sehr häufig vorkommen und weit verbreitet sind. Und das trotz einer scheinbar vollwertbewußten Ernährung.
In den letzten Jahrzehnten stieg mit der industriellen Revolution die Emission von Schadstoffen, das Einleiten von Giften und radioaktiven Substanzen in unsere Biosphäre sprunghaft an. Den Menschen als zukunftsgläubigen Verursacher treffen die Folgen zwar als letztes Glied in der Nahrungskette, dennoch nicht weniger heftig; eine Anpassung an die ökologische Disharmonie ist nicht von heute auf morgen möglich. Gifte wie Kohlenmonoxid, Schwefeldioxid, nitrose Gase und Metallionen (z.B. Blei) nehmen wir mit der Atemluft auf; andere toxische Schwermetalle wie Aluminium, Quecksilber, Cadmium, Blei u.a. über die Pflanzennahrung. Saurer Regen behindert die Wurzeln der Pflanzen an der Selen-Aufnahme. Selen jedoch unterstützt bei Pflanzen, Tieren und Menschen die Entgiftung. Nutz- und Wildpflanzen sind hochgradig mit toxischen Pflanzenschutzmitteln belastet. Bei vielen Wildtieren liegt der Gehalt an Schwermetallen bereits über der tolerablen Grenze. Der Mensch ißt Pflanzen und Tiere, speichert die gesammelten Gifte in den Leber-, Nieren-, Nerven- und Fettzellen. Auch in unserem Wohnbereich sind wir starken Giftkonzentrationen ausgesetzt. Pestizide werden in der Holz-, Leder- und Möbelverarbeitung eingesetzt, ebenso bei Textilien und Schuhen. Dioxine und Furane sind in Farben, Kleidung, Klebern und Tischlerplatten, ebenso Lindan, PCB, Formaldehyd und Chloroform. Auch Kosmetika, Parfüme, Reinigungs- und Waschmittel, Shampoos, Schuhcremes, Farben, Lacke usw. enthalten allein mehr als 70 verschiedene Gifte. Die Entgiftungsprozesse in den Zellen steigern den Bedarf an allen Nährstoffen erheblich – die durchschnittliche Ernährung reicht dafür nicht mehr aus.

IV Die Vitamine

Fitmacher, die uns in Schwung bringen

Vitamine machen uns fit. Immer wenn das Jahr zur Neige geht, ist es das gleiche: Alle Menschen treffen ihre Vorbereitungen, um so gut wie möglich über den Winter zu kommen. Jeder weiß schließlich, daß die kalte Jahreszeit ihren Tribut von uns fordert: Unser Körper verbraucht mehr Vitamine als zu irgendeiner anderen Jahreszeit. Und gerade im Winter enthalten unsere Lebensmittel weniger Vitamine als im Sommer. Exotische Früchte verlieren auf ihrer langen Reise und während der Lagerung einen Großteil ihrer Vitamine. Auch unsere heimische Milch ist im Winter wegen des Heufutters der Kühe nicht mehr der wahre Vitaminspender. Von November bis Mai enthält Milch nur die Hälfte an Vitamin A und nur ein Zehntel an Vitamin D. Mit einem Wort: Im Winter enthält unsere Nahrung sehr viel weniger Vitamine als im Sommer.

Und steht der Frühling vor der Tür, dann brauchen wir unsere Fitmacher, die Vitamine, noch dringlicher – denn unser Organismus stellt sich auf einen erhöhten Stoffwechsel ein. Auch fordert die bioklimatische Umstellung von Winter- auf Frühlingszeit einen besonders hohen Vitamin-Tribut. Neuer Tatendrang für ein neues Jahr erfüllt uns. Wir möchten wieder zupakken; aber wenn wir »alle« sind, hindern uns Mängel an Bausteinen – wir leiden an Frühjahrsmüdigkeit. Hier hilft eine gute Ernährung vorbeugend. Aber gut essen heißt nicht viel essen!

Immer mehr Menschen in unserer Gesellschaft leiden an Übergewicht. Aber nicht nur das. Schlechte Ernährungszustände kommen ebenso häufig vor – und das trotz des Überflusses, in dem wir leben.

Wird ein Mensch älter, ißt er weniger. Er nimmt nicht nur weniger Kalorien zu sich – sondern leider auch weniger Vitamine. Zu allem Übel werden die Vitamine auch noch schlechter verwertet als in jungen Jahren. Am häufigsten fehlen älteren Menschen die B-Vitamine, Vitamin A und C. Auch die Eisenwerte sacken häufig in den Keller. Ein zu niedriger Vitamin-D- und Calcium-Spiegel ist vielfach bei älteren Frauen zu beobachten. Zu den Risikogruppen für Vitaminmängel gehören also vor allem alte Menschen in Heimen und Krankenhäusern. Außerdem chronisch kranke und isoliert lebende Menschen. Ebenso gefährdet sind Alkoholkranke, Alleinlebende – die Singles – und Mitglieder von Weltanschauungsgruppen mit einseitigen Ernährungsvorschriften. Zu vermehrtem Bausteineverbrauch führt auch jede Hochleistung in Haushalt und Beruf. Selbstverständlich auch Hochleistungssport, Streß, Kummer und natürlich Erkrankungen.
Die Vitamine sind lebensnotwendige Nährstoffe, weil sie vom Menschen nicht selbst synthetisiert werden können. Deshalb müssen sie mit der Nahrung aufgenommen werden. Ohne Vitamine kann kein Mensch leben. Dagegen ist ein Leben ohne Pharmaka nicht nur möglich, sondern sogar erstrebenswert.
Das Wort »Vitamin« hat übrigens 1912 der polnisch-amerikanische Biochemiker Casimir Funk erstmals für das Vitamin B_1 geprägt, von »vita« (= das Leben) und »-amin« (= Wirkstoff, der einen hohen Stickstoffanteil enthält). Obwohl viele Vitamine gar kein »-amin« enthalten, behielt das Kind seinen Namen. Die Vitamine werden eingeteilt in fettlösliche und wasserlösliche. Die fettlöslichen Vitamine (A, D, E, K) werden – ähnlich wie die langkettigen Fettsäuren – in den Zellen des Darms aufgenommen. Voraussetzung für eine einwandfreie Fettaufnahme sind eine funktionstüchtige Galle und einwandfreie Lymphwege. Die wasserlöslichen Vitamine sind die Vitamine B_1, B_2, B_6, B_{12}, Biotin, Pantothensäure, Niacin, Folsäure und Vitamin C. Diese Vitamine nimmt der Darm leichter auf.
Mangelhafte Vitaminversorgung führt zunächst zu Symptomen, bei stärkeren Mängeln stellen sich verschiedene Krankheitsbilder ein. Vor allem dann, wenn Mängel an Spurenele-

menten, Mineralstoffen, Fett- und Aminosäuren hinzukommen. So verschlechtert bereits lange anhaltender leichter Vitaminmangel die Wahrnehmungsfunktionen der Sinnesorgane. Hinzu kommt eine Einschränkung der intellektuellen Fähigkeiten. Auch bei zunehmendem Alter bleibt der Bedarf an Vitaminen, Mineralstoffen, Spurenelementen, Amino- und Fettsäuren gleich hoch wie in jüngeren Jahren. Für alte Leute sinkt nur der Bedarf an energieliefernden Nährstoffen. Alte Menschen müßten also Nahrungsmittel mit höherer Nährstoffdichte essen. Das ist aber im allgemeinen nicht möglich. Deshalb muß die Zufuhr mit Supplementen gezielt ergänzt werden. Segensreiche Hilfe leistet hier die Zell-Milieu-Medizin indem sie Pflegebedürftigkeit verhütet oder verringert. Außerdem hilft sie als Vorbeugung und Therapie neurologischer Störungen bis hin zu Verwirrtheitszuständen, die alte Leute besonders pflegeintensiv machen.
Fehlen allein schon Vitamine in großen Mengen, führt das sogar zu Mißbildungen bei Neugeborenen. So hat von 500 Neugeborenen ein Baby eine Lippen-Kiefer-Gaumen-Spalte. Diese vererbte Störung kann weitestgehend verhindert werden, wenn bereits vor der Schwangerschaft oder spätestens am 5. Tag nach Ausbleiben der Regel bis zum Ende der 14. Schwangerschaftswoche insbesondere Vitamin B_1, B_6 und B_{12} gegeben werden. Eine Studie der Universität Boston (USA) über 23 000 Frauen, die in den ersten Wochen vor und während der Schwangerschaft entsprechende Vitamine eingenommen hatten, belegt, daß sie deutlich seltener Kinder mit Neuralrohrdefekten (schwere Defekte des Rückenmarks und des knöchernen Kanals der Wirbelsäule) bekamen.
Einige Vitaminkombinationen haben sogar eine schmerzstillende Wirkung. So etwa Vitamin B_1, B_6, B_{12} und Vitamin E. Diese Kombination hilft auch erfolgreich in der Schmerzstillung bei der Rheumatherapie. Eine vorbeugende Wirkung gegen Tumore zeigen die Vitamine C, E, A, Beta-Carotin, die Spurenelemente Selen, Kupfer und Zink sowie die mehrfach ungesättigten Omega-3-Fettsäuren und verschiedene essentielle Aminosäuren.

Einen dauerhaften Erfolg bei Krankheiten erreicht man allerdings nur durch die individuelle Dosierung aller fehlenden Bausteine mit Hilfe der Zell-Milieu-Medizin, da einseitige Gaben von Bausteinen in therapeutischen Dosierungen das Zellmilieu verschieben und somit den Stoffwechsel schädigen.

Vitamin A – für gesunde Haut und Zähne, kräftiges Haar, sorgt für Wachstum und guten Durchblick

Allgemeines: Vitamin A gehört zusammen mit den Vitaminen D, E und K zur Gruppe der fettlöslichen Vitamine. Die chemische Bezeichnung lautet Axerophthol. Vitamin A wird auch Haut- und Schleimhautschutzvitamin genannt.
Durchschnittlicher Tagesbedarf: Beträgt bei leichter Arbeit für Frauen 0,8 Milligramm, für Männer 1,0 Milligramm.
Vitamin A ist enthalten in: tierischen Nahrungsmitteln. Fisch, Fleisch, Milch und Eier gehören dazu. Essen Sie vermehrt Käse, Karotten, Grünkohl, Spinat und möglichst etwas Lebertran. Besonders viel Vitamin A enthält Hühnerleber.
Achtung: Nehmen Sie ohne ärztliche Kontrolle auf keinen Fall Vitamin-A-Präparate, da Überschüsse ihre Gesundheit stark schädigen können. In den ersten Monaten der Schwangerschaft sind Kindesmißbildungen die Folge.
Vitamin A ist wichtig für: einen zarten Teint, es macht trockene, spröde Haut besonders nach den Wintermonaten wieder glatt und weich. Überdies hat es wichtige Funktionen für Haut und Schleimhäute und ist ein Wachstumsfaktor. Vitamin A ist für den Vorgang des Sehens unerläßlich. Außerdem wird es gebraucht für die Bekämpfung der Freien Radikale, ebenso für den Fettstoffwechsel und die Synthese des Bindegewebes und der Schleimsubstanzen. Auch für die Keimdrüsenfunktion, wie die Bildung von Spermien und die Reifung von Eizellen, ist Vitamin A nötig. Es ist außerdem an der Biosynthese der Nebennierenrinden-Hormone beteiligt. Selbst für gesunde Zähne brauchen wir neben Calcium und Fluor unbedingt auch Vitamin A.

Vitamin-A-Mangel führt zu: Störungen der Keimdrüsen und insbesondere der Funktion von Leber und Schilddrüsen. Beeinträchtigt werden die Schleimhäute, die Atem- und Harnwege und die Speicheldrüsen. Auch Funktionsstörungen des gesamten Verdauungstraktes können die Folge sein. Die körpereigene Abwehr braucht ebenfalls unbedingt Vitamin A. Deshalb wird bei einem Mangel auch das Immunsystem gestört. Die Konsequenz: Einige Krebserkrankungen treten gehäuft auf. Vitamin-A-Mangel entsteht oft auch bei Durchfallerkrankungen, dem chronischen Morbus Crohn (Darmentzündung) und bei fieberhaften Infekten. Das sind insbesondere Infekte der Atemwege. Gleiches gilt für die Kinderkrankheiten Masern und Windpocken. In vielen Ländern der Dritten Welt wurden Studien durchgeführt. Sie beweisen, daß eine Verbesserung der Vitamin-A-Versorgung die Sterblichkeitsrate bei Kindern um die Hälfte senkt.

Vitamin-A-Überschuß brauchen Sie nicht zu befürchten, wenn Sie nicht gerade täglich Leber oder sehr viel Lebertran verzehren. Er macht sich bemerkbar durch Kopfschmerzen, Haarausfall, Appetitlosigkeit, Übelkeit, schuppende Haut und schwere Sehstörungen.

Lebertran in Maßen tut nicht nur Kindern gut!

Mütter waren früher die reinsten Überredungskünstler – frei nach dem Motto: »Ein Löffelchen für Mama, eins für Oma.« Aufs höchste gefordert waren solche Überredungskünste beim Stichwort »Lebertran«. Wahre Kunststücke brachten Mütter in schlechteren Zeiten zustande, um die lieben Kleinen vom Unbegreiflichen zu überzeugen: Wie sollte etwas, was grauenhaft schmeckt, gut sein? So etwas ging nun wirklich über den kindlichen Verstand hinaus.

In der Nachkriegszeit war Lebertran tatsächlich lebenswichtig und ist auch heute noch sehr zu empfehlen. Mit seinem Gehalt an den Vitaminen A und D beugt er vor gegen Rachitis und Hornhauterweichung, und das Immunsystem wird verbessert.

Beta Carotin – schützt alle Zellen, bräunt die Haut und ist die wichtigste Barriere gegen Krebs

Allgemeines: Die Vorstufen des Vitamin A, die Provitamine oder Carotinoide sind in Pflanzen enthalten. Diese Vorstufen können in der Darmwand des Menschen in Vitamin A umgewandelt werden. Das wichtigste Provitamin ist Beta-Carotin.
Durchschnittlicher Tagesbedarf: beträgt etwa 20 Milligramm.
Beta-Carotin ist enthalten in: Obst und Gemüse und besonders in allen roten und gelben Gemüsearten. Essen Sie viel Gemüse – besonders Karotten, Brokkoli, Spinat und Grünkohl. Hier ein Rezept, wie Beta-Carotin vermehrt aufzunehmen ist: Zerkleinern Sie 50 bis 100 Gramm Möhren mit einer Reibe. Trinken Sie einen Viertelliter frische Vollmilch, während Sie die geraspelten Möhren zu sich nehmen.
Achtung: Beta-Carotin kann nur in Vitamin A umgewandelt werden, wenn Ihr Zellmilieu annähernd ausgeglichen ist. Auch hier zeigt sich, daß eine möglichst vielseitige Ernährung zur Harmonie des Stoffwechsels führt.
Beta-Carotin ist wichtig für: den Schutz aller Zellmembrane gegen die zerstörerische Wirkung von Sauerstoff. Der Stoff, aus dem die Bräune kommt – das ist Beta-Carotin. Es bräunt die Haut schon vor der Sonneneinstrahlung. Dadurch beugt es auch Sonnenbrand und Schäden der Haut durch Sonne vor. Das geschieht insbesondere in Zusammenarbeit mit den übrigen Bausteinen, insbesondere den Antioxydantien. Beta-Carotin wird häufig bis zu 90 Prozent unverändert mit dem Stuhl ausgeschieden. Die Ausbeute kann nur vergrößert werden, wenn mehrfach ungesättigte Fettsäuren in ausreichenden Mengen vorhanden sind. Beta-Carotin ist eine der wirksamsten Waffen gegen die Entstehung von Krebs. Auch bei bereits bestehenden Krebs-Erkrankungen hilft Beta-Carotin, die Ausbreitung der Krebszellen zu behindern. Diese Erkenntnisse wurden weltweit in sehr vielen Studien belegt. Frühe Vorstufen vieler Krebsarten verschwinden sogar wieder nach Ausgleich von Beta-Carotin-Mängeln und insbesondere von fehlenden Antioxydantien. Es wirkt als Immunstimulanz, indem es die

körpereigenen Freßzellen (Makrophagen) anregt, die Krebszellen während deren Zellteilung zu fressen.

Beta-Carotin-Mangel führt zu: einem stark erhöhten Risiko für Krebserkrankungen. Außerdem altert der Mensch schneller und bekommt leichter einen Sonnenbrand. Auch das Abwehrsystem gegen Infekte ist dann geschwächt.

Beta-Carotin-Überschuß führt zu: übermäßiger gelb-brauner Verfärbung der Haut und sogar der Handlinien. Wenn Säuglingen zuviel Beta-Carotin mit »Möhren-Brei« gegeben wird, werden sie sogar intensiv dunkelgelb. Erst bei derartiger Überfütterung mit Beta-Carotin kann es zu Belastungen der Leber kommen.

Vitamin B_1 – stärkt Nerven, Herz und Muskeln

Allgemeines; Vitamin B_1 – Thiamin – wird auch Aneurin genannt, weil es gegen Erkrankungen der Nerven wirkt. Vitamin B_1 ist wasserlöslich.

Durchschnittlicher Tagesbedarf: beträgt bei leichter Arbeit für Frauen mindestens 1,3 Milligramm für Männer 1,5 Milligramm.

Vitamin B_1 ist enthalten in: Vollkornreis, Vollkorngetreide, Hülsenfrüchten, Hefe, Schweinefilet, Geflügel und Fischen. Kalb- und Rindfleisch enthalten ebenfalls recht viel Vitamin B_1 und besonders Leber. Es kommt in kleinen Mengen in vielen Lebensmitteln vor.

Achtung: Bereits mäßiger, aber regelmäßiger Alkoholkonsum führt zu einem stark erhöhten Bedarf an Vitamin B_1. Beim Alkoholiker entsteht die Polyneuropathie. Die Folgen können bis zur Zerstörung der Großhirnfunktion gehen.

Vitamin B_1 ist wichtig für: die Energiegewinnung im Fett-, Kohlenhydrat- und Aminosäurenstoffwechsel, besonders der Nerven- und Muskelzellen. Ebenso bedeutend ist es für Magen und Darm. Vitamin B_1 ist unentbehrlich für die Bildung von Acetylcholin. Acetylcholin ist ein äußerst wichtiger Neurotransmitter. Er überträgt Informationen von einem Nervenende auf den nächsten Nerv sowie von Nerven- zu Muskelfasern. Vitamin B_1 sorgt für guten Schlaf. In Zusammenarbeit mit Vitamin C und Aminosäuren wirkt Vitamin B_1 auf die Konzentrations- und Merkfähigkeit. Ein regelrechter Fröhlichmacher ist der Vitamin-B-Komplex-Status: Ist er ausgewogen, beschert er uns neben der Fröhlichkeit auch eine gehörige Portion Gelassenheit.

Vitamin-B_1-Mangel führt zu: Frühsymptomen wie Kopfschmerzen, Schlaflosigkeit, Konzentrationsstörungen, Ermüdung, Gedächtnisschwäche, Müdigkeit, Schwellungen der Zunge, Verdauungsstörungen besonders im Alter. Auch können zusammen mit einem Magnesiummangel Kribbeln in Armen und Beinen, Wadenschmerzen, Wadenkrämpfe, übermäßiges Kälteempfinden und verschiedene Gelenkbeschwerden auftreten. Bei gleichzeitigem Niacinmangel kommt es zum sogenannten Hyperkinetischen Syndrom (»Zappelphilipp«). Erkrankungen gibt es bei Vitamin-B_1-Mangel vor allem im Magen-Darm-Trakt. Außerdem stehen im »Störungskatalog« dieses Vitamins: Appetitlosigkeit, Verstopfung, Erbrechen, Gewichtsverlust, Resorptionsstörungen, Herzbeschwerden wie Herzrasen, Überleitungsstörungen im elektrischen Ablauf des Herzens, Störungen des Wasserhaushalts sowie diverse schwere Störungen im Nervensystem. Insbesondere in Asien, wo Reis das Hauptnahrungsmittel ist, tritt die Beri-Beri-Krankheit auf, wenn statt Vollkornreis polierter Reis gegessen wird. Die Ursache: Beim Polieren des Reiskorns wird das Vitamin B_1 mit der sogenannten »Silberhaut« entfernt. Der polierte Reis enthält praktisch nur noch Stärke und ist ernährungsphysiologisch fast wertlos.

Vitamin-B_1-Überschuß führt zu: Unruhezuständen und Schlaflosigkeit. Überdosierungen treten nur durch unkontrollierte Einnahme von Vitamin-B_1-haltigen Medikamenten auf.

Vitamin B_2 – hält das Blut und den Stoffwechsel frisch, sorgt für glatte Haut und glänzende Augen

Allgemeines: Die chemische Bezeichnung ist Riboflavin oder Laktoflavin. Vitamin B_2 ist wasserlöslich.

Durchschnittlicher Tagesbedarf: beträgt bei leichter Arbeit für Frauen mindestens 1,7 und für Männer 2 Milligramm.
Vitamin B_2 ist enthalten in: Fisch, Milch, Käse, Eiern und besonders reichlich in Hefe. Außerdem finden Sie reichlich Vitamin B_2 in Makrelen, Hering, Kalbsniere und Blutwurst, recht viel auch in Leber (Kalb, Rind, Schwein), Hähnchenbrust und Camembert.
Achtung: Strenge Vegetarier (= Veganer), die weder Fleisch, Fisch, Milch noch Eier essen, zeigen starke Vitamin-B_2-Mängel.
Vitamin B_2 ist wichtig für: die Energiegewinnung aus Fetten, Kohlenhydraten und Aminosäuren. Es fördert das Wachstum. Auch die Zunahme des Körpergewichts wird positiv beeinflußt. Zusammen mit Phosphor bildet Vitamin B_2 das sehr wichtige »gelbe« Atmungsferment. Höchst bedeutend ist Vitamin B_2 für viele Enzyme des sogenannten Redox-Systems bei der Energiegewinnung in Atmung und Zellatmung. Für diese Stoffwechselvorgänge ist die Anwesenheit von Vitamin C unbedingt notwendig. Für seine Funktion im Stoffwechsel braucht Vitamin B_2 die Anwesenheit von Magnesium.
Vitamin-B_2-Mangel führt zu: Erkrankungen der Hornhaut am Auge, Trübungen der Linse (»Grauer Star«) und vermehrtem Tränenfluß. In Verbindung mit Vitamin-A-Mangel sind außerdem zu beobachten: Lichtempfindlichkeit, vegetative Störungen, Störungen der Harnwege und der Genitalien, Veränderungen der Haut, Mundwinkeleinrisse und rissige, spröde, knallrote Lippen sowie Störungen der Schleimhäute, trockene Zunge mit Verkümmerung der Zungenpapillen und trockenem Gefühl der Speiseröhre. Auch die Haut an Hoden und Schamlippen wird trocken und rissig. Insbesondere bei Säuglingen führt starker Vitamin-B_2-Mangel zu Wachstums- und Gewichtsstillstand, außerdem zu Flüssigkeitsverlust, Krampfbereitschaft der Muskeln, Anämie und Hautschäden. Vor allem trifft das zu in Zusammenhang mit Mängeln an Vitaminen A, E, Niacin und Aminosäuren.
Vitamin-B_2-Überschuß führt zu: Störungen bei der Aufnahme vieler anderer Nährstoffe in die Zellen. Er tritt nur bei ungezielten Einnahmen in Medikamenten auf.

Vitamin B_3 (Niacin) stärkt Nerven, Magen und Darm, reguliert den Fett- und Energie-Stoffwechsel und verbessert die Durchblutung; schützt vor Herzinfarkt, Schlaganfall und Arteriosklerose

Allgemeines: Eigentlich besteht Vitamin B_3 aus einem Gemisch zweier Substanzen, nämlich aus Nicobion und dem PP-Faktor. Niacin ist wasserlöslich und für die Energiegewinnung wichtig. Es ist von größter Bedeutung für eine normale Funktion des Darms, der Haut und des Nervensystems. Besonders »gefragt« ist der Energiespender bei Schwangerschaft, in Wachstumsperioden, bei fieberhaften Erkrankungen und schwerer körperlicher Arbeit. Niacin gehört zur Gruppe der B-Vitamine.
Durchschnittlicher Tagesbedarf: Bei leichter Arbeit brauchen Frauen pro Tag mindestens 17 und Männer mindestens 20 Milligramm Niacin.
Niacin ist enthalten in: in Leber, Niere, Fisch (zum Beispiel Lachs), Fleisch, Rindfleisch, Geflügelfleisch, Weizen, Weizenkleie, Erdnüssen und vielen Obstsorten.
Achtung: Bei extremen Niacinmängeln kann der Körper aus Aminosäuren (besonders aus Milch, Eiern und Haferflocken) eine gewissen »Notmenge« vorübergehend herstellen.
Niacin ist wichtig für: die Membran- und Carriereigenschaften des Zellkerns und der Zellorganellmembranen.
Niacinmangel führt zu: einer Degeneration des Großhirns, wenn der Mangel sehr groß ist, zu Verhaltensstörungen und zu vermehrten Stimmungsschwankungen. Im schlimmsten Fall kann das bis zu Depressionen und Gedächtnisschwäche gehen. Selbst Bewußtseinseintrübung und Verwirrtheitszustände können eintreten. Auch die Spastik bei der Parkinsonschen Erkrankung wird auf einen Niacinmangel zurückgeführt. Eben dieser Mangel kann darüber hinaus Haut- und Schleimhautveränderungen zur Folge haben. Niacin schützt vor erhöhten Triglycerid- und Cholesterinwerten und somit vor Arteriosklerose und deren tödlichen Folgen: Herzinfarkt, Schlaganfall, Herzkranzgefäßverengung und Nierenversagen. Die gefäßerweiternde Wirkung von Niacin hilft auch bei Migräne, Morbus Ray-

naud (kalte, weiße Finger) und der »Schaufensterkrankheit« (Wadenkrämpfe beim Raucherbein).
Niacinmangel führt zu Darmentzündungen und Fettleber, bei Alkoholismus zu Delirien bis hin zu Halluzinationen. Außerdem verursacht ein solcher Mangel Anämie, Wachstumsstillstand bei Jugendlichen, Schwindelanfälle, Übelkeit, Erbrechen und Kopfschmerzen. Desgleichen führt ein Zuwenig an Niacin zu einer rauhen, scharlachroten Zunge und einer gelblich-bräunlichen Hautpigmentierung. Bei starkem Niacinmangel kommt es zu Pellagra, einer schweren Magen-Darm-Erkrankung mit stärksten Veränderungen an Haut und Nervensystem.
Niacinüberschuß führt zu: Verstärkung von Krankheitssymptomen bei Asthma, Magengeschwür und Herzrhythmusstörungen. Bei unkontrollierter Einnahme können Niacinwerte über ein Milligramm Hautjucken, Haarausfall, Durchfall und Erbrechen bewirken.

Vitamin B_5 (Pantothensäure) – das »Antistreß-Vitamin« beschleunigt die Wundheilung und verhindert vorzeitiges Ergrauen der Haare und Haarausfall

Allgemeines: Pantothensäure ist wasserlöslich und gehört zur Gruppe der B-Vitamine. Sie ist Baustein des Coenzyms A.
Durchschnittlicher Tagesbedarf: beträgt bei leichter Arbeit für Frauen und Männer mindestens 8 Milligramm pro Tag.
Vitamin B_5 ist enthalten in: Gemüse, Getreide, Vollkornprodukten, Nüssen, Eigelb, Bierhefe, Hering, Hefe und Leber. Überaus viel Pantothensäure ist in sogenannten rechtsdrehenden L(+)-Milchprodukten, wie zum Beispiel rechtsdrehendem Joghurt enthalten.
Achtung: Bei Alkoholkonsum ist der Bedarf stark erhöht.
Vitamin B_5 ist wichtig für: den Stoffwechsel von Kohlenhydraten, Fetten und Aminosäuren (im sogenannten Zitronensäurezyklus); ebenso für die Synthese von Porphyrinen (Farbstoff für rote Blutkörperchen, Muskeln usw.) und den Abbau der Fettsäuren und des Cholesterins. Pantothensäure fördert das Haarwachstum und beugt Haarausfall und dem Ergrauen der Haare

vor – insbesondere in Verbindung mit ausreichend Zink. Diese Kombination regt auch die Neubildung von Hautzellen an und fördert die Wundheilung und das Abwehrsystem.
Zusammen mit den mehrfach ungesättigten Fettsäuren und Vitamin B_6 und E wird die Hormonbildung in Schwung gebracht. Auch die Verdauung profitiert von dieser Kombination.
Vitamin-B_5-Mangel führt zu: Hautveränderungen und Hauterkrankungen und zu vermehrten Hautschäden durch Sonnenbrand. Ferner kommt es bei großen Mangelzuständen zur Degeneration an den Nervenenden und den Muskeln. Da die Nebennieren zur Cortisonproduktion Vitamin B_5 benötigen, das bei Streß und Überforderung vermehrt gebraucht wird, nennt man die Pantothensäure in den USA auch »Antistreß-Vitamin«.
Vitamin-B_5-Überschuß führt zu: Veränderungen des Zellmilieus und somit zu Aufnahmestörungen anderer Nährstoffe.

Vitamin B_6 – sorgt für guten Schlaf und gute Laune, geschmeidige Muskeln und Sehnen, bügelt Gesichtsfältchen weg und hilft gegen Unpäßlichkeiten bei der Regel

Allgemeines: Die chemische Bezeichnung lautet Pyridoxin oder Adermin. Vitamin B_6 ist wasserlöslich und besteht aus drei verschiedenen Verbindungen: Pyridoxin, Pyridoxal und Pyridoxamin. Es greift in den Proteinstoffwechsel ein und koppelt den Stoffwechsel von Kohlenhydraten und Fetten. Besonders wichtig ist es für die Zellen der Leber, der Haut und der Nieren. Es ist wichtig für den Aufbau und den Stoffwechsel der Aminosäuren und für den Stoffwechsel der Fette. Das gilt vor allem für die Triglyceride und das Cholesterin. Vitamin B_6, B_3, B_2 und C wirken sich günstig auf das HDL-Cholesterin-Profil aus.
Durchschnittlicher Tagesbedarf: bei leichter Arbeit für Frauen mindestens 2,1 und für Männer mindestens 2,5 Milligramm.
Vitamin B_6 ist enthalten in: Vollkorn, Weizenkeimen, Hefe, Obst, Gemüse, Avocados, Kartoffeln, Hülsenfrüchten, frischer Vollmilch, Fisch (wie Hering, Sardine, Lachs, Makrele) und Fleisch besonders in Kalbsfleisch, Kalbsleber, Eiern, Leber, Reis, Mais.

Achtung: Frauen, die eine östrogenhaltige Pille zur Schwangerschaftsverhütung einnehmen, und auch Schwangere verbrauchen vermehrt Vitamin B_6 sowie Folsäure und Niacin.

Vitamin B_6 ist wichtig für: die Bildung des »Nervenhormons« Serotonin zusammen mit der Aminosäure Tryptophan. Diese beiden Bausteine, zusammen mit Vitamin B_{12} und C, bringen Ihnen die gute Laune zurück. Man könnte fast von einem natürlichen Aufputschmittel sprechen. Denn im Gehirnstoffwechsel ist Vitamin B_6 an der Bereitstellung der Botenstoffe der Hirnzellen maßgeblich beteiligt, ebenso an Stoffwechselvorgängen mit Eiweißumsatz. Dazu gehören Wachstum, Schwangerschaft, Blutbildung und Muskel- und Nervenfunktion. Interessant ist die positive Wirkung des Vitamin B_6 beim sogenannten Karpaltunnel-Syndrom (Entzündungen der Unterarmsehnen).

Vitamin-B_6-Mangel führt zu: Störungen des Fettstoffwechsels, Wachstumsstörungen und Störungen insbesondere des Zentralen Nervensystems. Migräne und selbst epileptische Anfälle können die Folge sein. Über die Nieren kann die Oxalsäure nicht entsprechend ausgeschieden werden, so daß Nierensteine (Oxalate) entstehen. Doch es gibt noch weitere Folgen von Vitamin-B_6-Mängeln. So zum Beispiel oft epilepsieartige Krämpfe bei Säuglingen. Außerdem können bei Kindern und Erwachsenen seborrhoische Hautveränderungen entstehen, besonders in Form von roten, trockenen Stellen im Gesicht. Es entstehen kleine Wunden an Lippen und Mundschleimhaut. Gesichtsfältchen bügelt Vitamin B_6 gemeinsam mit der Omega-3-Fettsäure buchstäblich weg. Anämie entsteht insbesondere in Zusammenhang mit Vitamin-B_{12}-, Folsäure- und Vitamin-C-Mängeln. Vitamin-B_6-Mangel führt zusammen mit Pantothensäure-Mangel zur verminderten Antikörperproduktion, also zu einer Abwehrschwäche.

Vitamin-B_6-Überschuß führt zu: Nervenschädigungen (unter Umständen) bei längerer Einnahme über 200 Milligramm am Tag in Medikamenten. Dies macht sich zunächst bemerkbar durch »Ameisenkribbeln« in Armen und Beinen oder Gangunsicherheit.

Vitamin B_8 (Biotin) – stärkt Haut, Haare, Nägel

Allgemeines: Biotin gehört zur Gruppe der wasserlöslichen B-Vitamine. Biotin nennt man auch Vitamin H, weil es splitternde Fingernägel kräftigt und bei den Pferden die Hufe stärkt, für glänzendes Haar sorgt und die Haut geschmeidig hält.
Durchschnittlicher Tagesbedarf: bei leichter Arbeit für Frauen mindestens 110 Mikrogramm und für Männer mindestens 130 Mikrogramm.
Vitamin B_8 ist enthalten in: Hefe, Vollkornprodukten, Haferflocken, Sojabohnen, Erdnüssen, Karotten, Champignons, Milch, Eigelb, Leber und Nieren.
Achtung: Ein Teil des Biotin-Bedarfs wird auch von den natürlichen Darmbakterien produziert. Ein Mangel kann trotz ausreichender nahrungsbedingter Zufuhr auftreten, wenn reichlich rohe Eier verzehrt werden. Die Ursache: Eiweiß enthält Avidin, welches Biotin in eine unaktive Substanz durch Bindung verändert. Ein Gramm Avidin bindet sieben Milligramm Biotin zu einem unlöslichen und somit im Darm nicht resorbierbaren Komplex. Biotinräuber sind auch diverse Medikamente, die Antibabypille und Alkohol.
Vitamin B_8 ist wichtig für: die Synthese von Fettsäuren und ist zusammen mit Vitamin K außerdem zur Synthese des Gerinnungsfaktors Prothrombin wichtig. Biotin ist beteiligt am Abbau von Aminosäuren. Biotin wirkt besonders gegen Akne und Mitesser. Für viele Lebewesen ist Biotin ein sehr bedeutender Wachstumsfaktor. Als Coenzym ist es notwendig für alle Stoffwechselvorgänge, die mit Kohlendioxyd (CO_2) zu tun haben, wie zum Beispiel der Fett-, Kohlenhydrat- und Aminosäuren-Stoffwechsel.
Vitamin-B_8-Mangel führt zu: Hautentzündungen und außerdem zu einer Verschuppung der Haut, starkem Haarausfall, brüchigen Fingernägeln, Appetitlosigkeit, Muskelschmerzen und Müdigkeit. Besonders stark wird die körpereigene Fettsäure-Synthese beeinträchtigt, was zu Energiemangel, nervösen Störungen und erhöhtem Cholesterinspiegel führt. Bei Mangelzuständen an den anderen B-Vitaminen wird Biotin kompe-

titiv als Ersatzvitamin leicht in den Körperzellen angereichert. Dadurch können einige Stoffwechselreaktionen, die eigentlich die anderen B-Vitamine leisten sollten, eine Zeitlang notdürftig überbrückt werden.
Vitamin-B_8-Überschuß führt zu: starker Behinderung der Aufnahme vieler anderer Nährstoffe in die Körperzellen.

Vitamin B_9 (Folsäure) – ein »Stimmungsmacher« für Gehirn und Stoffwechsel, hält Mutter und Kind gesund

Allgemeines: Folsäure ist ein Sammelbegriff für mehrere wasserlösliche Vitaminverbindungen.
Durchschnittlicher Tagesbedarf: mindestens 0,6 Milligramm bei leichter Arbeit für Frauen und 0,8 für Männer.
Vitamin B_9 ist enthalten in: grünen Anteilen der Pflanzen, daher der Name, der sich vom Lateinischen »folium« = »Blatt« ableitet. Folsäure gibt es auch in Hefe, Weizenkeimen, Pilzen, Avocados, Sonnenblumenkernen, roter Bete, Spinat, Grünkohl, Spargel, Milchprodukten, Innereien, rotem Fleisch und Vollkornbrot.
Achtung: Antibiotika zerstören neben den krankheitserregenden Bakterien auch die physiologischen Darmbakterien. Deshalb sollten nach einer Antibiotikatherapie Folsäure und die übrigen fehlenden Bausteine substituiert werden und eine physiologische Darmflora wieder aufgebaut werden. Viele Medikamente und übermäßiger Alkoholkonsum führen zu stark erhöhtem Folsäurebedarf. Bei Frauen, die die Antibabypille einnehmen, wird ein bis zu 40 Prozent erniedrigter Folsäure-Spiegel im Blut gemessen. Werden Säuglinge überwiegend mit erhitzter Kuhmilch gefüttert, bekommen sie zu wenig Folsäure.
Vitamin B_9 ist wichtig für: die Blutbildung (als Coenzym) in Zusammenarbeit mit Vitamin C und Vitamin B_{12} und zur Synthese des Erbmaterials. Folsäure wird zur Bildung der weißen Blutzellen benötigt. Auch für die Bildung der Thrombozyten ist Folsäure unentbehrlich; desgleichen für die Haut- und Schleimhautfunktionen. Folsäure wird ersatzweise bei Mangelzuständen

an anderen B-Vitaminen angereichert, wenn die Darmflora physiologisch ist. Denn zur ausreichenden Deckung der Folsäure ist eine normale Darmflora Voraussetzung. Die Colibakterien synthetisieren Folsäure. Zusammen mit dem Biotin kann die Folsäure vorübergehend Stoffwechselfunktionen überbrücken, die eigentlich von anderen B-Vitaminen geleistet werden müßten.

Vitamin-B_9-Mangel führt zu: Schwangerschafts-Komplikationen. Daher empfiehlt die WHO, allen Schwangeren Folsäure zu substituieren, denn Mutter und Kind benötigen viel Folsäure. Bei Embryos führt ein Mangel an Folsäure zu einem nicht geschlossenen Spalt in der Wirbelsäure (Spina bifida) und zu Störungen der Entwicklung des unteren Rückenmarks. Bei Abstrichen aus dem Gebärmutterhals zeigen sich deutliche Zellveränderungen. Auch zeigen diese Frauen erniedrigte Konzentrationen der roten Blutkörperchen (Anämie). Erste Symptome sind Durchfälle, fahle Hautfarbe, Gewichtsverlust, Schwäche, Antriebslosigkeit und Schlafstörungen – also ein eher unspezifisches Bild, dessen Ursache oft nicht erkannt wird. Hervorgerufen wird der Folsäuremangel durch die in den Pillen enthaltenen Östrogene. Die Östrogene führen erstens zu Behinderungen der Besiedelung des Darmes mit physiologischen Bakterien. Zweitens führen die Östrogene in Zusammenarbeit mit nunmehr unphysiologischen Darmbakterien zu Veränderungen der Darmschleimhaut und somit zu Resorptionsstörungen. Und drittens beeinträchtigen Östrogene die Verwertung von Folsäure im Stoffwechsel. Östrogenhaltige Verhütungsmittel erzeugen neben einem besonders hohen Verbrauch an Folsäure einen stärkeren Verbrauch an Vitamin B_{12}, Vitamin C und Zink. Wenn diese Bausteine nicht mehr genügend vorhanden sind, kommt es zu einer kompensatorischen Kupferanreicherung. Diese kann Verhaltensstörungen auslösen, wenn andere Bausteine in stärkeren Mangelprofilen vorhanden sind. Ein extremer Kupferüberschuß kann zur Behinderung der Histaminbildung führen, die mit Halluzinationen und Zwangsvorstellungen einhergeht, wie im Brain Biocenter in Princeton festgestellt wurde.

Da die hormonelle Schwangerschaftsverhütung weltweit auch weiterhin zur Empfängnisverhütung – zumindest in naher Zukunft – unerläßlich bleibt, erscheint nach einer Bausteinanalyse eine vorbeugende individuelle Substitution mit Folsäure in Verbindung mit den anderen Bausteinen als sehr sinnvoll. Für die Gesunderhaltung der empfängnisverhütenden Frauen ist die Zell-Milieu-Medizin daher geradezu notwendig. Diverse Mangelkombinationen mit Folsäuremangel können auch zur Unfruchtbarkeit führen – weshalb Frauen nach Absetzen der Pille oft der Kinderwunsch verwehrt bleibt.
Interessanterweise zeigen sich auch bei autistischen Kindern besonders extreme Mangelprofile an Folsäure, Vitamin B_6, Vitamin C, Zink, Kalium und Calcium.
Vitamin-B_9-Überschuß führt zu: Zerstörung des Vitamins B_{12} und täuscht das Bild einer schweren Anämie vor. Die Aufnahme der anderen wasserlöslichen Vitamine wird behindert. Verstärkend wirken zusätzlich ausgelöste Magen- und Darmbeschwerden. Etwa 20 Prozent aller Schizophrenen leiden dagegen an einem zu hohen Histaminspiegel im Blut. Diese Patienten haben häufig einen Mangel an der Aminosäure Methionin sowie an Calcium, Zink, Mangan und einen großen **Überschuß an Folsäure:** Dies führt oft zu einer zwanghaften Produktivität und Kreativität, die sich ins Krankhafte steigert.

Vitamin B_{12} – hält Herz und Blut gesund und Sie bei guter Laune

Allgemeines: Die chemische Bezeichnung für dieses Vitamin lautet Cyano-Cobalamin oder Antiperniziosa-Extrinsic-Factor. Der Begriff Vitamin B_{12} ist eine Sammelbezeichnung für eine Gruppe sehr komplizierter organischer Ringverbindungen. Das sind die Cobalamine (Corrinoide), von denen Cyanocobalamin allgemein als das Vitamin B_{12} bezeichnet wird. Es ist das Coenzym vieler Enzyme und ist daher im Knochenmark und in Nervenzellen unbedingt nötig zur Zellteilung.
Durchschnittlicher Tagesbedarf: bei leichter Arbeit bei Frauen und Männern mindestens 0,008 Milligramm.

Vitamin B_{12} ist enthalten in: tierischen Geweben und ein wenig in milchsauer eingelegten Gemüsen wie Sauerkraut und Gurken. Außerdem in Makrele, Hering, Leber und etwas in Joghurt.
Achtung: Wer zu wenig Fisch und Fleisch zu sich nimmt, wie Vegetarier und Veganer (die nur Pflanzenkost essen), bekommt es ebenfalls mit Vitamin-B_{12}-Mangel zu tun.
Vitamin B_{12} ist wichtig für: die Regeneration nach Erschöpfungszuständen, weil Vitamin B_{12} wieder aufbaut. Es ist Voraussetzung für die Blutbildung, und es vertreibt Niedergeschlagenheit und Erschöpfung.
Zusammen mit Folsäure ist es ein Eiweißindikator. Ein sehr starkes Erschöpfungsgefühl verbunden mit einem Widerwillen gegen Fleisch und Fisch deutet auf einen starken Vitamin-B_{12}-Mangel hin. Auch Brennen der Zunge, Schleimhäute und Fußsohlen können ein erstes Warnzeichen sein.
Vitamin-B_{12}-Mangel führt zur: (perniziösen) Anämie, zu Störungen des Nervensystems sowie in Verbindung mit Folsäure zu Depressionen bis hin zu zwanghaften und halluzinatorischen Zuständen. Zum Teil »leukämieähnliche« Krankheitsbilder entstehen bei einem starken Vitamin-B_{12}-Mangel in Verbindung mit einem erheblichen Folsäuremangel.
Mitarbeiter der Cleveland Clinic Foundation berichten von einer 61jährigen Patientin, die 15 Jahre unter der Diagnose Multiple Sklerose behandelt worden war. Bei einer Untersuchung fanden die Cleveländer 1988 heraus, daß die Patientin einen hochgradigen Vitamin-B_{12}-Mangel hatte. Nach entsprechender Substitution mit Vitamin B_{12} wurde die Frau völlig gesund. So kann also Vitamin-B_{12}-Mangel auch das Bild einer Multiplen Sklerose vortäuschen. Viele Patienten werden über Jahre mit Cortison und Zytostatika behandelt. Dabei liegen in Wirklichkeit hochgradige Mängel an Bausteinen vor. Mangelzustände an Vitamin B_{12} gibt es beispielweise bei Magen-Schleimhaut-Störungen, nach Magen- und Dünndarmoperationen.
Vitamin-B_{12}-Überschuß führt zu: Aufnahmestörungen einiger Nährstoffe und bringt dadurch das Zellmilieu durcheinander.

Vitamin B_{15} (Pangaminsäure) – hält Herz, Muskeln und Kreislauf gesund und verbessert die Sauerstoffversorgung

Allgemeines: Erst 1951 wurde das Vitamin B_{15} entdeckt. Viele Wissenschaftler zweifelten zunächst daran, ob es sich um ein echtes Vitamin handelt.
Durchschnittlicher Tagesbedarf: für Frauen und Männer bei leichter Arbeit etwa 2 Milligramm.
Vitamin B_{15} ist enthalten in: frischen Keimen wie zum Beispiel Alfalfa, Mungobohnen, Kresse und Rettich.
Achtung: Viele Sportler in östlichen Staaten benutzen Vitamin B_{15} zur Leistungssteigerung. Auch der ehemalige Schwergewichtsboxer Muhammad Ali (Cassius Clay) nahm es.
Vitamin B_{15} ist wichtig für: Oxydationsvorgänge in den Zellen und ist am oxydativen Aufbau der Glukose beteiligt. Es ist wichtig für das normale Funktionieren des Herzens, des Kreislaufs, des Stoffwechsels, der Muskulatur und die Leberfunktion zur Entgiftung des Körpers bei »Smog« und Umweltgiften. Vitamin B_{15} steigert die Nutzung des Sauerstoffs im Zellstoffwechsel.
Vitamin-B_{15}-Mangel führt zu: Rheuma, Herzerkrankungen, Angina pectoris, Kopfschmerzen und insbesondere Migräne.
Vitamin B_{15}-Überschuß ist nicht bekannt.

Vitamin C L(+)-Ascorbinsäure – das »Vitamin des Jungbrunnens« – unsere Waffe gegen Zellulitis und Infekte, vermindert das Krebsrisiko und schützt das Herz

Allgemeines: Vitamin C ist ein wasserlösliches Vitamin. Es wird in vielen Pflanzen und Tieren aus Zucker aufgebaut. In den ersten Monaten können menschliche Säuglinge noch selbst Vitamin C bilden, dann geht die Fähigkeit verloren. Vitamin C ist für den Menschen also lebensnotwendig.
Durchschnittlicher Tagesbedarf: bei leichter Arbeit für Männer und Frauen mindestens 200 Milligramm Vitamin C täglich. Diesen Rahmen sprengen die Empfehlungen des amerikanischen Chemikers Professor Dr. Linus Pauling um ein Vielfaches. Er war es, der die Diskussion um den Vitamin-C-Tagesbedarf

erst richtig in Gang gebracht hat. Denn er empfiehlt, der Mensch solle täglich 10 bis 50 Gramm (!) von dem Muntermacher schlucken. Und Linus Pauling geht selbst mit entsprechendem Beispiel voran. Die 18 Gramm Vitamin C, die er jeden Tag zu sich nimmt, entsprechen etwa 200 Gläsern Orangensaft.

Vitamin C ist enthalten in: frischem, reifen Obst, sowie Paprika, Brokkoli, Grünkohl und Rosenkohl. Gekochten Speisen wird durch frische Petersilie und Zitrone etwas Vitamin C zugeführt. Es kommt insbesondere vor in Zitrusfrüchten, Kiwi, Frischgemüse, Petersilie, Kresse, Beeren, Kartoffeln und auch in Milch. Zusätzlich enthalten Pflanzen die wichtigen Bioflavonoide Rutin, Hesperidin und Cytrin. Besonders reichlich sind sie in der Hagebutte enthalten. Einige Wissenschaftler sagen, daß diese Stoffe das Vitamin C erst richtig verwertbar machen.

Achtung: Vitamin C ist hitzeempfindlich. Lebensmittel sollten deshalb nur so kurz wie möglich erhitzt beziehungsweise gegart werden. Auch häufiges Aufwärmen von gekochten Speisen vernichtet Vitamin C. Bier und Salate enthalten relativ viel Nitrate, Sie sollten nach deren Genuß zumindest vor dem Schlafengehen ein Glas Fruchtsaft mit viel Vitamin C trinken. Dies verhindert, daß die Nitrate nachts lange im Körper bleiben und krebsfördernde Nitrosamine bilden. Stark erhöhten Bedarf an Vitamin C hat der Mensch bei akuten Infekten, bei Fieber, rheumatischen Erkrankungen, Allergien, Lungenentzündung, Seitenstrang-Angina, Muskel- und Gelenkerkrankungen, Knochenbrüchen sowie in der Schwangerschaft, in der Stillzeit und bei Magen- und Darmerkrankungen. Bei akuten Erkältungen sowie bei zähflüssigem Schleim, bei Heuschnupfen, Bronchitis und Asthma sollten 3 bis 5 Gramm Vitamin C pro Tag zugeführt werden. Denn erstens macht Vitamin C den Schleim dünnflüssiger, und zweitens verstärkt es die Bewegung der Flimmerhaare in den Atemwegen. Diese müssen den Schleim herausbefördern.

Vitamin C ist wichtig für: die L-Ascorbinsäure. Sie steigert die Leistungskraft und die Abwehrkräfte gegen Infekte und Krebs. Vitamin C ist notwendig für den Stoffwechsel der Kohlenhydrate, vieler Hormone, der Aminosäuren und der Energie.

Auch für Bindegewebe, Stützgewebe, Sehnen, Haut, Knochen, Zahnschmelz, Knorpel und zur Wundheilung (Narbenbildung) ist Vitamin C Voraussetzung. Es wirkt der von vielen Frauen gefürchteten Zellulitis und der Bildung von Fältchen entgegen. Die Haut und das Bindegewebe bleiben elastisch und fest, Gefäße werden abgedichtet. Auch das Zahnfleisch und die Schleimhäute bleiben gesund und gut durchblutet. Ferner verbessert es die Beweglichkeit der männlichen Spermien und reguliert die körpereigene Bildung von Cholesterin. So kann Vitamin C erhöhtes LDL-Cholesterin senken. Vitamin C in großen Mengen erhöht auch die Hitzetoleranz des Menschen, was auch für den Urlaub in heißen Gefilden nutzbar ist. Vitamin C ist auch für den Cholesterin-Stoffwechsel und die Produktion von Botenstoffen der Nervenzellen notwendig und somit für die Funktion des Gehirns, für gute Laune und den Schlaf. In Zusammenarbeit mit Kupfer, Folsäure, Vitamin B_{12}, Vitamin A, Vitamin E, den Aminosäuren und den ungesättigten Fettsäuren könnte man Vitamin C als das »Vitamin des Jungbrunnens« bezeichnen. Zusammen mit Beta-Carotin, Vitamin A, Vitamin E sowie mehreren Spurenelementen, wie zum Beispiel Selen, Zink und Kupfer, und einigen Aminosäuren und Fettsäuren, ist Vitamin C zur Bekämpfung der Freien Radikale notwendig, die zur Krebsentstehung erheblich beitragen. Daher hilft Vitamin C auch mit, den »Grauen Star«, also die Trübung der Augenlinse durch Freie Radikale, zu verhüten, und dämmt auch das Fortschreiten der Parkinson-Erkrankung mit ein. Ferner wirkt es zusammen mit Magnesium und anderen Bausteinen Allergien und Heuschnupfen entgegen. Zurückgeführt wird der häufige Magenkrebs bei Vitamin-C-Mangel darauf, daß bei Mangel an Magensäure die mit der Nahrung aufgenommenen Nitrate und Nitrite zur Entstehung von Magenkrebs beitragen, da diese Stoffe ohne Vitamin C in krebsbildende Nitrosamine umgewandelt werden. Indessen kann Vitamin C die Abwehrkräfte nur verstärken, wenn genügend Aminosäuren vorhanden sind. Mit diesen Eiweißen verbindet sich Vitamin C zu besonders abwehranregenden Enzymen. Diese Enzyme kommen

natürlich in vielen Gemüsesorten vor. Deshalb sollten Sie Rohkost sehr bevorzugen.
Auch Eisen kann nur unter Beteiligung von Vitamin C, Folsäure und Vitamin B_{12} im Darm und von den Körperzellen aufgenommen und im Stoffwechsel in die roten Blutkörperchen eingebaut werden. Darüber hinaus verbessert Vitamin C die Sauerstoffversorgung und ist in Zusammenarbeit mit Selen für die Entgiftungsfunktion von Leber und Niere unbedingt erforderlich. Das gilt insbesondere für metallische Gifte wie Blei, Kadmium und Quecksilber (in Amalgam). Es entgiftet auch diverse Umweltgifte, DDT sowie Zigarettenrauch und Alkohol und hilft bei Smog. Zusammen mit Vitamin E wirkt es darüber hinaus blutdrucksenkend, und zwar über die Bildung von Prostaglandinen.
Auf dem jährlichen Treffen der Society for Investigative Dermatology im Mai 1991 in Seattle, USA, wurde eine 10prozentige wäßrige Vitamin-C-Lösung als ein neues Sonnenschutzmittel vorgestellt, das besser und länger vor übermäßiger UV-Bestrahlung schützt als alle herkömmlichen Sonnenschutzmittel. Die schützende Wirkung beruht offenbar auf einer Hemmung der Bildung Freier Radikale in der Haut durch UV-Licht. Sogar die Anzahl sogenannter Sonnenbrandzellen läßt sich durch äußerlich aufgetragene Vitamin-C-Lösung halbieren.
Vitamin-C-Mangel führt zu: Störungen des Nervensystems, wenn gleichzeitig Vitamin-B- und Magnesiummangel vorliegt. Das geht bis zu Konzentrations- und Gedächtnisstörungen. Im Zusammenhang mit Störungen des Phosphor-Stoffwechsels kommt es zur »Hyperaktivität« der Kinder sowie in Zusammenhang mit Niacin zu Verhaltensstörungen. Frühsymptome des Vitamin-C-Mangels sind Erschöpfung, Frühjahrsmüdigkeit, Abgeschlagenheit, Appetitlosigkeit, rasche Ermüdbarkeit, Atemnot bei leichten körperlichen Anstrengungen, funktionelle Herzbeschwerden, Blutungsbereitschaft (zum Beispiel Nasenbluten), Infektanfälligkeit, Magen-Darm-Trägheit, Obstipation, Blähungen, Kopfschmerzen. Bei Vitamin-C-Mangel kommt es zu Störungen der Schleimhäute und des Bindegewebes sowie zur Neigung zu Blutungen. Zahnfleischbluten ist ein erstes

Zeichen. Schließlich werden die Zähne gelockert, die Zahnknochensubstanz wird im Aufbau beeinträchtigt (Parodontose). Verschlechtert wird die Wundheilung. Nach neueren Erkenntnissen ist für ein gesundes Zahnfleisch auch das Coenzym Q-10, ein Abkömmling im Aminosäurenstoffwechsel, in ausreichenden Mengen notwendig. Dieses Q-10 ist für die Prophylaxe von Herzmuskelschäden ebenfalls sehr wichtig.
Vitamin C sorgt über die Bildung des Gerüst-Eiweißstoffes Collagen auch für die Stabilität und Elastizität der Blutgefäße. Genau diese gehen aber bei Vitamin-C-Mangel verloren, indem die Zellbarriere zwischen Blut und Aderwand für fett-transportierende Partikel wie LDL-Cholesterin, Gerinnungsfaktoren und diverse andere Risikostoffe wie Calcium durchlässig wird. Praktisch versucht der Körper durch Ablagerung dieser Stoffe das fehlende Collagen zu ersetzen. Bei langwährendem Vitamin-C-Mangel führt dieser als Reparaturversuch gedachte Prozeß allerdings zur Verhärtung und schließlich zur Einengung der Arterien, zur Arteriosklerose, die schließlich zu Herzinfarkt, Schlaganfall, Nierenversagen oder Durchblutungsstörungen und letztlich zu vorzeitigem Tod führt. In vielen Studien konnte belegt werden, daß Menschen mit niedrigem Vitamin-C-Gehalt im Blut zu 80 Prozent häufiger allein an den Herzkranzgefäßen erkranken.
In Los Angeles stellte der Epidemiologe James Enstrom von der Universität Kalifornien im Frühjahr 1992 das Ergebnis einer Studie vor, die über 21 Jahre an mehreren zehntausend Frauen und Männern durchgeführt wurde. Das überraschende Ergebnis: Wenn Menschen täglich etwa mindestens 400 Milligramm Vitamin C zu sich nehmen, verringert sich für Frauen das Herzinfarktrisiko um 25 Prozent und für Männer um 45 Prozent – unter Einbeziehung aller möglichen Risikofaktoren wie zum Beispiel Rauchen, organische Leiden und Erbkrankheiten. Frauen und Männer leben dank Vitamin C um Jahre länger.
Fehlt viel Vitamin C zugleich mit mehreren anderen Bausteinen, so entsteht der Eiweißstoff Homocystein. Dieses setzt die Arteriosklerose in Gang, noch bevor es zu Cholesterinablagerungen in den Gefäßwänden kommt. Dies ist der Anfang der

Verkalkung, des Herzinfarktes und des Schlaganfalles. Cholesterinsenkende Medikamente können die Folgen der Gefäßverkalkungen nur verlangsamen. Erst wenn die richtige Bausteinkombination im Zellstoffwechsel vorhanden ist, wird die Prozedur des gefährlichen Homocysteins verhindert. Steht ein Mensch unter Streß, ist er besonders anfällig für Infektionen. Ursache ist die vermehrte Produktion von Hormonen der Nebenniere in eben diesen Streßsituationen. Dabei wird Vitamin C hochgradig verbraucht. So berichten viele Leistungssportler und Hobbymarathonläufer, daß sie nach einer sehr starken körperlichen Belastung am nächsten Tag prompt eine Infektion oder eine Seitenstrang-Angina bekommen – und zwar mit einer solchen Regelmäßigkeit, daß sie »ihre Uhr danach stellen können«. Hält so ein Überforderungszustand über längere Zeit an, bei dem nicht nur Vitamin C, sondern auch alle übrigen Bausteine vermehrt verbraucht werden (insbesondere auch Aminosäuren), wird es fatal. Dann nämlich können chronische Erkrankungen entstehen, die sich zuerst in Gelenken und Muskeln bemerkbar machen. Vitamin-C-Mangel führt bei Kindern zu vermindertem Knochen- und Zahnwuchs.
Vitmain-C-Überschuß führt zu: Übelkeit und Durchfall. Extreme medikamentöse Gaben führen bei einer starken Störung des Zellmilieus vereinzelt zu Nierensteinen.

Vitamin D – für starke Knochen und feste Zähne

Allgemeines: Eigentlich ist Vitamin D ein Sammelbegriff. Er umfaßt eine Gruppe von essentiellen Bausteinen, die chemisch sehr eng miteinander verwandt sind. Chemisch heißt Vitamin D Calciferol, das sogenannte antirachitische Hormon. Vitamin D ist fettlöslich und besteht aus vielen Stoffen. Mit der Nahrung nehmen wir eigentlich eine Vorstufe des Vitamin D auf, die zum Beispiel durch die ultravioletten Anteile des Sonnenlichts in die biologisch sehr aktive Form des Vitamin D umgewandelt wird. Daher ist Vitamin D_3 eher als ein Hormon und weniger als ein Vitamin anzusehen. Denn laut Definition müs-

sen Vitamine unbedingt mit der Nahrung aufgenommen werden. Hormone indessen werden vom Körper selbst gebildet.
Durchschnittlicher Tagesbedarf: bei leichter Arbeit für Frauen und Männer mindestens 0,005 Mikrogramm.
Vitamin D ist enthalten in: Sardinen, Seefischen, Käse, Butter, Eiern und Lebertran. Angemessener Sonnengenuß führt zu einer richtigen Vitamin-D-Menge, wenn Sie genügend Seefische – insbesondere Lachs und Hering – sowie Käse essen und Milch trinken. Auch Eier, Pilze, Avocados und insbesondere Lebertran enthalten Vitamin D.
Achtung: Wenn Sie bei Schlankheitskuren ganz auf fetthaltige Speisen verzichten, können Sie Mängel an den fettlöslichen Vitaminen A, D, E und K sowie dem Provitamin Beta-Carotin erleiden. Das führt zu starken Störungen des Zellmilieus und somit des gesamten Stoffwechsels.
Vitamin D ist wichtig für: die Aufnahme von Calcium und Phosphor im Darm. Keine geringere Bedeutung hat es für Knochen und Knorpel. In Zusammenarbeit mit Calcium und Phosphor sorgt es für einen gesunden Knochen- und Zahnstoffwechsel. Somit wirkt es der gefürchteten Osteoporose entgegen, die gerade Frauen in und nach den Wechseljahren befällt. Vitamin D ist nämlich notwendig, damit Calcium und weitere Mineralstoffe in den Knochen eingebaut werden können. Besonders wichtig sind Vitamin D_2 und Vitamin D_3, die UV-Licht zu ihrer Entstehung benötigen. Vitamin D reguliert das Zellwachstum und behindert die übermäßige Zellteilung der Krebszellen insbesondere bei Darmkrebs und Brustkrebs. Auch die vermehrte Zellteilung und Bildung unreifer Zellen bei der Schuppenflechte wird durch Vitamin D in der geeigneten Menge therapeutisch heilsam gemindert.
Vitamin-D-Mangel führt zur: Osteoporose, wenn der Mangel sehr stark ist. Deshalb bekommen besonders ältere Menschen leicht einen Oberschenkelhalsbruch, wenn sie stürzen. Und im sonnigen Süden bekommen die Menschen nur halb so oft Darmkrebs wie in den lichtärmeren Nordländern. Vitamin-D-Mangel bei Schwangeren und stillenden Müttern führt beim Säugling und Kleinkind zu Wachstumsstörungen und Schwit-

zen am Kopf, Schreckhaftigkeit und weinerlich-depressiver Stimmung bis hin zu Krämpfen sowie zur Rachitis, einer schweren Calcium- und Phosphat-Stoffwechselstörung mit starken Skelett- und Zahnveränderungen und Mineralstörungen bis hin zur Knochenerweichung.
Vitamin-D-Überschuß führt zu: Magnesiummangel und löst Calcium und Phosphor aus den Knochen, wodurch Nierensteine entstehen können. Genau wie Vitamin A kann auch Vitamin D übermäßig gespeichert werden. Dann ist es für den Stoffwechsel giftig. Auch die Entstehung der Arteriosklerose und somit Herzinfarkt und Schlaganfall werden wahrscheinlicher. Weitere Folgen können sein: Verstopfung, häufiges Wasserlassen, Kopfschmerzen, Appetitlosigkeit und Erbrechen.

Vitamin E – eine Speerspitze gegen Herzinfarkt, Arteriosklerose, Rheuma und Krebs

Allgemeines: Als Vitamin E wird eine Gruppe von fettlöslichen Substanzen ähnlicher chemischer Zusammensetzung und Wirkung bezeichnet. In der Natur wird Vitamin E ausschließlich von Pflanzen synthetisiert. Als fettlösliche Substanz wird Vitamin E zusammen mit den Fetten aus den Nahrungsmitteln resorbiert. Störungen im Bereich der Bauchspeicheldrüsen- und Gallenfunktion sowie Transportstörungen der Fette im Blut können die Aufnahme von Vitamin E und seine Verwertung beeinträchtigen. Zusammen mit Vitamin A, Beta-Carotin, Vitamin C, Selen, Kupfer, Zink und einigen Aminosäuren gehört Vitamin E zu den Antioxydantien.
Durchschnittlicher Tagesbedarf an Vitamin E für Frauen und Männer beträgt bei leichter Arbeit mindestens 60 Milligramm.
Vitamin E ist enthalten in: den öligen Pflanzenteilen und in Getreide, insbesondere in Weizenkeimöl, Sojaöl, Sonnenblumenöl, Distelöl, Olivenöl und Leinsamen. Einen hohen Anteil an Vitamin E haben auch Weizenkeime, Hülsenfrüchte, Sojabohnen, Gemüse, Salate, Milch und Eier, Nüsse, Walnüsse, Erdnüsse, Sesam, Fenchel, Paprika, Sellerie, Spargel, Avocado,

Brombeeren, Himbeeren und Knäckebrot. Die höchsten Konzentrationen findet man in den Fettanteilen von Keimlingen. Im tierischen Organismus kommt Vitamin E vor allem in den Membranen der Mitochondrien und in den Zellwänden vor.
Achtung: Vitamin E wird durch Hitzeeinwirkung und Gefrieren leicht zerstört.
Vitamin E ist wichtig für: die Bauchspeicheldrüse und die Gallenblase. Vitamin E ist zusammen mit Vitamin A für die Funktion der männlichen und weiblichen Keimdrüsen unbedingt notwendig. Ebenso für den Fettstoffwechsel, inbesondere auch den der Nerven- und Muskelzellen. Zusammen mit Vitamin C und den mehrfach ungesättigten Fettsäuren dichtet Vitamin E das Bindegewebe und die Gefäßwände ab und hilft bei Schwangerschaftsstörungen und Beschwerden in den Wechseljahren sowie Schleimhaut- und Hauterkrankungen und bei der Wundheilung, insbesondere auch bei Brandwunden sowie bei der Infektabwehr. Es ist zum Aufbau der glatten und quergestreiften Muskulator notwendig – also auch für den Herzmuskel – und hilft bei Muskelkater und Muskelkrämpfen. Weiter ist es für den Wasserhaushalt des Körpers von großer Bedeutung, denn es reguliert den Wasserhaushalt sowohl im Gewebe als auch im Bindegewebe. Im Herzen ist Vitamin E außerdem unerläßlich für die Gewinnung von Energie aus ungesättigten Fettsäuren. Vitamin E ist ferner notwendig für die Zellkerne, für die Bildung der roten Blutkörperchen und hilft beim Entgiften der Umweltgifte. Vitamin E setzt bei Kranken und Leistungssportlern den Sauerstoffverbrauch des Gewebes herab. Auch in der Behandlung von Alterserkrankungen spielt Vitamin E mit vielen anderen Bausteinen eine große Rolle.
Vitamin-E-Mangel führt zu: Erkrankungen der Keimdrüsen, unter Umständen Frühgeburten, bewirkt Hormonstörungen, klimakterischen Beschwerden, Nerven- und Muskelschäden, Bindegewebsschäden und Präcancerosen sowie Krebserkrankungen. Bei Vitamin-E-Mangel werden die für das Abwehrsystem wichtigen Freßzellen irregeleitet. Statt sich auf Bakterien, Viren, Pilze und Krebszellen zu stürzen, fallen sie über das

»ranzige« LDL-Cholesterin her und bilden damit fatalerweise vermehrt Freie Radikale, die wiederum die Fettsäuren in den Zellmembranen zerstören und die Entstehung von Arteriosklerose und Krebs begünstigen. Diese mit LDL-Cholesterin überfütterten Freßzellen werden zu »Schaumzellen«. Diese Schaumzellen lagern sich an die Innenwandzellen der Arterien vermehrt ein. Und genau hierdurch entsteht die Arteriosklerose mit den Folgeerkrankungen Angina pectoris, Herzinfarkt, Schlaganfall, Durchblutungsstörungen und letztlich frühzeitigem Tod.

Die Weltgesundheitsorganisation (WHO) hat in 16 Nationen eine umfangreiche Studie an Männern mittleren Alters durchgeführt, um diesen Zusammenhang zwischen Mängeln an den Vitaminen A und E und Herz-Kreislauf-Erkrankungen nachzuweisen. Die Daten aus diesem »Monica«-Projekt besagen: Männer mit Mängeln an den Vitaminen A und E bekommen mit 73prozentiger Wahrscheinlichkeit innerhalb weniger Jahre einen Herzinfarkt. Männer, die zusätzlich noch Mängel an den Vitaminen C und Beta-Carotin haben, bekommen sogar zu 89 Prozent einen Infarkt.

Die Finnen belegten mit Hilfe einer Studie, daß Vitamin-E-Mängel zu einem 1,5fach erhöhten Risiko führen, Magen- oder Bauchspeicheldrüsenkrebs zu bekommen. Ebenso wie Vitamin D bewahrt auch Vitamin E Zellen vor unreguliertem Zellwachstum und bösartiger Entartung. Der individuelle Ausgleich aller Bausteinemängel führt bei bereits vorhandenen Krebserkrankungen sowohl zu einer Minderung des Krebszellenwachstums und der Krebszellenneubildung als auch zu einem Eindämmen der Nebenwirkungen von Operationen, Chemo- und Radiotherapie. Bei einem Mangel an Vitamin E bekommen Frühgeborene eine Krankheit der Netzhaut, die sogenannte Frühgeborenen-Retinopathie. Bei Mangel an Vitamin E, Cholin, Tyrosin, Phenylalanin, Methionin und den übrigen Antioxydantien kommt es vermehrt zur Bildung von Altersflecken. Bei individuellem Ausgleich dieser Mängel blassen bereits vorhandene Altersflecken teilweise wieder ab, und diese Menschen regenerieren wieder zu leistungsstarken Schnell-

denkern. Vitamin E wird auch in der Behandlung von Patienten mit der Bechterew-Erkrankung mit Erfolg eingesetzt.
Vitamin-E-Überschuß führt zu: Störungen bei der Aufnahme von Vitamin D und insbesondere von Magnesium. Dieses hat weitgehende Störungen des Zellmilieus zur Folge.

Vitamin K – sorgt bei Verletzungen für schnelle Blutgerinnung

Allgemeines: Vitamin K ist fettlöslich und besteht aus einer ganzen Gruppe von essentiellen Wirkstoffen. Das »K« ist abgeleitet von seiner Hauptfunktion als Koagulationsstoff, als Stoff zur Bildung der Blutgerinnungsfaktoren. Bei Verletzungen muß das Blut schnell gerinnen, aber bei der Regelblutung der Frauen und bei Durchblutungsstörungen nicht.
Durchschnittlicher Tagesbedarf: bei leichter Arbeit für Frauen und Männer etwa 20 Mikrogramm.
Vitamin K ist enthalten in: Sauerkraut, Rosenkohl, Tomaten, Spinat, Blumenkohl, Weißkohl, Kopfsalat, Brokkoli, Rinderleber und ein wenig auch in Kartoffeln.
Achtung: Akute und chronische Entzündungen von Magen und Darm sowie Antibiotikatherapien, chronische Leberentzündungen und Zöliakie (Glutenunverträglichkeit) können zu einem Mangel an Vitamin K führen.
Vitamin K ist wichtig für: den Elektronentransport in der Atmungskette. Mit Hilfe des Vitamin K werden vom Körper komplizierte Gerinnungsfaktoren gebildet, die diese Aufgaben wahrnehmen. Vitamin K (K_2) wird besonders von den physiologischen Kolibakterien im Dickdarm gebildet, so daß bei einer gesunden Darmflora fast ausreichend Vitamin K für den Körper bereitgestellt wird.
Vitamin-K-Mangel führt zu: einer Verminderung der Gerinnungsfaktoren des Blutes, die in der Leber gebildet werden, sowie starken Durchfällen und Haarausfall bis zum totalen Verlust der Körperbehaarung.
Vitamin-K-Überschuß führt zu: Störungen der Gehfunktion bei Kindern (besonders nach Gabe von synthetischem Vitamin K) und bei Erwachsenen zu Anämie.

V Die Mineralstoffe

Bausteine nicht nur für Pflanzen und Tiere

Zu den für den Menschen wichtigen Mineralstoffen zählen Chlor, Natrium, Kalium, Calcium, Magnesium, Phosphor und Schwefel. Von diesen Stoffen benötigt der Körper jeweils mehr als 100 Milligramm am Tag, von einigen sogar viele hundert Milligramm. Zusammen machen sie etwa ein Zwanzigstel des gesamten Körpergewichtes aus, weshalb sie auch Mengenelemente genannt werden. Ohne Mineralstoffe gäbe es kein Leben. Die Pflanzen wandeln mit Hilfe von Wasser und Sonnenlicht diese anorganischen Substanzen in organische Substanzen um, auf die alle Tiere und auch Menschen zum Aufbau und Erhalt ihres Körpers angewiesen sind. Ohne Mineralstoffe hätten wir zum Beispiel keine Knochen, keine Zähne, keine Sehnen und Muskeln und die Steuerungsprozesse im Nervensystem könnten nicht ablaufen. Deshalb machen sich Mängel an Mineralstoffen im Stoffwechsel auch schwerwiegend bemerkbar.

Mineralstoffe zerfallen in wäßrigen Lösungen in ihre Elektrolyte. Bei der Nierenfunktion gehen dem Körper pro Tag etwa 0,8 bis 1 Liter Flüssigkeit mit entsprechenden Mengen an Mineralstoffen (und einigen Spurenelementen und Vitaminen) verloren, bei der Atemfunktion bei nur mäßiger Belastung etwa 0,3 bis 0,5 Liter Flüssigkeit einschließlich der entsprechenden Mineralstoffe. Auch bei Hochgebirgstouren in Höhen über 3000 Meter verliert der Körper allein über die Atemluft bis zu 4 Liter Flüssigkeit pro 24 Stunden. Besonders groß werden dabei die Mängel an Natrium, Chlor, Magnesium und Kalium. Dies führt neben Leistungsabfall akut zu Muskelkrämpfen,

Kopfschmerzen, Übelkeit und Kreislaufbeschwerden (Höhenkrankheit). Im Extremfall kann Herzversagen die Folge sein. Bei unsichtbarem Schwitzen ohne Tropfenbildung verliert der Körper etwa 0,2 bis 0,4 Liter Flüssigkeit. Diese enthält besonders hohe Konzentrationen an Mineralstoffen (und geringfügige Mengen an Spurenelementen, Vitaminen, Fett- und Aminosäuren). Bei starkem Schwitzen (Leistungssport, Sauna, hohe Außentemperaturen besonders in den Tropen) können bis zu 7 Liter Flüssigkeit mit entsprechend hohen Mineralstoffanteilen verlorengehen. Bei Durchfällen verliert der Körper neben der Flüssigkeit besonders hohe Natrium- und Kaliummengen, Erbrechen führt zu starken Chlor-, Wasserstoff- und Kaliumverlusten. Bei radikalen Schlankheitskuren werden nicht nur zu geringe Mineralstoff-, Spurenelement-, Vitamin-, Fett- und Aminosäurenmengen zugeführt, sondern meist auch zuwenig Flüssigkeit. Die zu beobachtenden Baustein-Mangelprofile sind gesundheitlich oft bedenklich, bisweilen sogar lebensgefährlich. Ohne therapeutischen Bausteineausgleich sinkt der Grundumsatz. Dies führt zum Teil zu Kreislaufbeschwerden, schlimmstenfalls zu Herzversagen. Gerade viele Frauen erleiden durch den Mißbrauch von Abführmitteln erhebliche Bausteinemängel.

Chlor (Cl) – ohne Chlor keine Magensäure

Allgemeines: Chlor als Chlorid bildet zusammen mit Wasserstoff in den Belegzellen der Magenwand Salzsäure, die für die Verdauung insbesondere der Eiweiße unerläßlich ist. Sie tötet auch mit der Nahrung aufgenommene Bakterien, Pilze und Viren. Langjähriger Salzsäuremangel führt gehäuft zu starken Störungen der Darmflora.
Durchschnittlicher Tagesbedarf: für Erwachsene 3 bis 5 Gramm, für Kinder und Jugendliche 2 bis 3 Gramm.
Chlor ist enthalten in: Käse, Wurstwaren, Salzgebäck, Fertiggerichten und vielen Konserven.
Achtung: Zuwenig Chlor führt zu Salzsäuremangel im Magen.

Dies begünstigt das Entstehen von Magenkrebs. Wer mehr als 55 Prozent des Chlorgehaltes verliert (zum Beispiel durch starkes Erbrechen, Durchfall oder übermäßiges Schwitzen) stirbt am Zusammenbruch der Flüssigkeitsregulation.
Chlor ist wichtig für: die Verteilung der Flüssigkeiten und reguliert im Körper zusammen mit Natrium den osmotischen Druck.
Chlormangel führt zu: Störungen der Verdauung, des Wasserhaushaltes und zu erniedrigtem Blutdruck sowie Muskelschwäche und Kopfdruck (Hirnschäden).
Chlorüberschuß führt zu: erhöhtem Blutdruck bei »chlorsensitiven« Menschen und vermehrter Salzsäureproduktion im Magen mit Sodbrennen, saurem Aufstoßen bis hin zum Magen- oder Zwölffingerdarm-Geschwür. Da Trinkwasser gerade in heißen Ländern sehr viel Chlor enthält, können dort solche Krankheitssymptome verstärkt auftreten.

Natrium (Na) – die Dosis macht's

Allgemeines: Kochsalz besteht aus Natrium und Chlor.
Durchschnittlicher Tagesbedarf an Natrium: beträgt bei leichter Arbeit für Frauen und Männer höchstens 5 Gramm.
Natrium ist enthalten in: Käse, Wurstwaren, Knabbersachen, Ketchup, Seefischen, Konserven, Fertiggerichten, vielen Mineralwässern, Blumenkohl und Schweinefilet.
Achtung: In der Nahrung ist es in Westeuropa meist im Überfluß vorhanden. Dennoch zeigen die Zellmilieu-Analysen, daß 40 Prozent der Untersuchten Natriummängel haben. Eine übermäßige Aufnahme von Natrium in die Zellen ist gesundheitsschädlich und bedeutet für »salzsensitive« Menschen einen Risikofaktor insbesondere für Herz-Kreislauf- und Bluthochdruck- sowie Nierenerkrankungen, wenn gleichzeitig zuviel Chlor durch Kochsalz oder chloriertes Trinkwasser aufgenommen wird. Deswegen müssen Sie den Salzstreuer aber nicht gleich in den Müll werfen – entscheidend ist die richtige Dosierung, und schmecken soll das Essen auch.

Natrium ist wichtig für: die Funktion der Zellmembranen aller Zellen. Starke Wechselwirkungen bestehen mit Kalium, Magnesium, Calcium und Lithium. Der Kalium-Natrium-Quotient gibt Aussagen über die Nierenfunktion und die Funktion der Kalium-Natrium-Pumpe (zur Informationsleitung in den Nerven und Muskeln).
Natriummangel führt zu: einer Beeinträchtigung des osmotischen Druckes im intra- und extrazellulären Raum, Elektrolytstörungen bis zum Zusammenbruch des Kreislaufs und zu niedrigem Blutdruck, denn Natrium ist einer der Hauptregulatoren des Wasserhaushalts. Natriummangel kann zu lebensbedrohlichen Zuständen führen, wenn er sehr schwerwiegend ist. Wegen ihrer Symptomatik werden sie oft mit neurologischen Störungen verwechselt. So findet sich Natriummangel gehäuft bei Frauen mittleren Alters mit dem Bild der akuten oder chronischen Psychose. Schwere Natriummängel entstehen durch kochsalzarme Diäten und intensives Schwitzen in einigen Berufen sowie bei Hochleistungssportlern. Erstaunlich ist, daß sowohl ein Zuviel als auch ein Zuwenig an Natrium zu Bluthochdruck oder einem zu niedrigen Blutdruck führen kann. Auch das Allgemeinbefinden und die Stimmungen sind natriumabhängig.
Natriumüberschuß führt zu: Beeinträchtigungen der Membranstabilität und des Membranpotentials und damit durch Verdrängung des Kaliums auch zu Nierenschwäche, Depressionen und Unbehagen. Die roten Blutkörperchen verlieren ihre Elastizität. Auch dadurch werden Bluthochdruck und Durchblutungsstörungen ausgelöst und der Herzrhythmus gestört.

Kalium (K) – mobilisiert die Energie – bei Mangel wird nicht nur der Darm träge

Allgemeines: Kalium steht in Konkurrenz zum Natrium. Eine harmonische Bilanz ist außerordentlich wichtig für den Wasserhaushalt und alle Nervenfunktionen.

Durchschnittlicher Tagesbedarf: bei leichter Arbeit für Frauen und Männer mindestens 3 bis 4 Gramm.
Kalium ist enthalten in: Äpfeln, Sojabohnen, weißen Bohnen, Aprikosen, Bananen, Walnüssen, Rosinen, Forellen, Gänsefleisch und Vollkornbrot.
Achtung: Wer viel schwitzt, verliert auch viel Kalium. Da in Äpfeln sehr viel Kalium enthalten ist, läßt sich dem Kaliummangel sehr gut durch einen viertel bis halben Liter Apfelschorle (Apfelsaft mit Mineralwasser) vorbeugen. Dadurch bekommen Sie zusätzlich viele Mineralstoffe. Blutdrucksenkende Medikamente, Cortison, Abführmittel, »Schlankheits-Pillen« und Entwässerungsmittel und sehr starkes Schwitzen führen zu einem Mangel an Kalium.
Kalium ist wichtig für: die elektrischen Eigenschaften aller Zellen (in Zusammenarbeit mit Natrium). Kalium reguliert den osmotischen Druck innerhalb der Zellen und somit auch den Blutdruck. Kalium steuert offensichtlich auch die Durchblutung über eine Steuerung der Gefäßelastizität. Benötigt wird es für die Aktivität vieler Enzyme und Verdauungssäfte.
Kaliummangel führt zu: Herzarhythmie bis hin zu Herzstillstand, Herzinfarkt, Schlaganfall und Schwindelanfällen wie auch zu Muskelschwäche, Muskelschmerzen und leichter Ermüdbarkeit der Muskeln, Appetitlosigkeit, Müdigkeit, Kopfschmerzen, Brechreiz und Störungen der Darm- und Nierenfunktion mit Blähungen und Verstopfungen. Ohne Kalium kann Zucker nicht in Energie umgewandelt werden.
Kaliumüberschuß führt zu: einem Mangel an Natrium, Calcium und Magnesium und stört folglich das gesamte Zellmilieu empfindlich. Bemerkbar macht er sich zuerst oft durch einen »metallischen Geschmack«, später kommt es zu erniedrigtem Blutdruck, Herzarhythmie und sogar zu Verwirrtheitszuständen.

Calcium (Ca) – stützt die Knochen und das Nervensystem

Allgemeines: Calcium ist der Hauptbestandteil der phosphorhaltigen Grundsubstanz von Knochen und Zähnen.

Durchschnittlicher Tagesbedarf: bei leichter Arbeit für Frauen 2,5 Gramm und für Männer mindestens 2 Gramm.
Calcium ist enthalten in: Milch und Milchprodukten, Bananen, Aprikosen, Haferflocken, Nüssen, Grünkohl, Kresse, Spinat, Brokkoli, Sesam, Tofu, Sardinen und Austern.
Achtung: Zusammen mit vielen anderen Bausteinen sorgt Calcium für die Entgiftung von Schwermetallen (Blei und Cadmium) und Smog.
Calcium ist wichtig für: die Blutgerinnung, für die elektrischen Eigenschaften aller Zellmembranen und ist Aktivator vieler Enzyme. Die Calciumaufnahme im Darm wird begünstigt durch Vitamin D, Milchzucker und saure Speisen. Gehemmt wird sie durch übermäßige Fettaufnahme.
Der Calciumstoffwechsel wird durch Schilddrüsenhormone und Vitamin D gesteuert. Dabei ist Vitamin D bereits notwendig für die Aufnahme des Calciums im Darm. Bei unbehandelter Schilddrüsenüberfunktion wird deutlich weniger Calcium in die Knochen eingelagert. Bei Erkrankungen der Schilddrüse, der Nebenschilddrüsen, Mangel an weiblichen Hormonen, Bauchspeicheldrüsenentzündung sowie bei Leukämie und einigen Krebsarten ist der Calcium-Phosphat-Stoffwechsel erheblich gestört.
In jungen Lebensjahren steuern zunächst die Erbanlagen den Aufbau des Skelettsystems aus Calcium, Phosphor und anderen Mineralstoffen. In der Wachstumsphase der Jugendlichen und später beim Erwachsenen sind insbesondere die Nahrungsgewohnheiten dafür verantwortlich, wie schnell oder langsam der unausweichliche Verlust der Knochenmasse (Osteoporose) mit zunehmendem Alter vor sich geht. An mehr als 1000 Schulen in den USA wurde eine 3jährige Erhebung durchgeführt. Dabei kam heraus, daß weniger als die Hälfte der Schüler mit der Nahrung ausreichend Calcium zu sich nahmen. Hier spielt auch die »Fast-Food-Bewegung« eine große Rolle. Milch als wichtigste Calciumquelle wird leider durch viele andere Erfrischungsgetränke zunehmend verdrängt.
Sport und körperliche Aktivitäten verzögern den Abbau der Knochenstrukturen deutlich, während Bewegungsarmut und

insbesondere längere Bettlägerigkeit den Knochen schnell entmineralisieren. Der Abbau des Knochengewebes als schleichender Prozeß macht sich meistens erst bemerkbar, wenn schwerere Störungen bereits eingetreten sind. Das Augenmerk sollte mehr auf der Vorbeugung und somit der Verhinderung des Knochenabbaus liegen; denn eine einmal aufgetretene Osteoporose zeigt in der Behandlung bisher nur bescheidene Erfolge.

Calciummangel führt zu: Muskelkrämpfen und Angstzuständen; das kann sogar bis zu Krampfanfällen gehen. Auch schwangere und stillende Frauen sollten mindestens 40 Prozent mehr Calcium zu sich nehmen. Auch am Rückgang des Zahnfleisches und Zahnausfall ist Calciummangel mit Schuld. Ein Calciummangel kann die Entstehung von Dickdarmkrebs begünstigen. Die Ursache: Gallensäuren, die nicht durch Calcium im Darm zu harmlosen Verbindungen umgewandelt werden, wirken bei Calciummangel als freie Gallensäuren krebserregend auf die Darmzellen; und zwar insbesondere dann, wenn die ungesättigten und mehrfach ungesättigten Fettsäuren im Darm – also in der Nahrung fehlen. Menschen, die zuwenig Calcium zu sich nehmen, sind allgemein Kandidaten für diverse Knochenbrüche beim Sport, im Straßenverkehr und bei den Arbeiten im Haushalt. Calciummangel macht auch nervös und unruhig, da es für das Nervensystem und die Muskeln besonders wichtig ist. Selbst Schlafstörungen, Reizbarkeit, Kopfschmerzen und vegetative Herz- und Magen-Darm-Symptome können die Folge sein. So mancher Patient bekommt für diesen »vegetativen Symptomkomplex« noch heute von seinem Arzt Beruhigungspillen oder chemische Schlaftabletten, die leicht abhängig machen und die wirkliche Ursache nicht beseitigen, sondern nur kurzfristig überdecken. Sogar erhöhter Blutdruck kann die Folge sein, außerdem Allergien und Heuschnupfen bei gleichzeitigen Mängeln an Vitamin C, B_2, B_6 und einigen Aminosäuren.

Calciumüberschuß führt zu: Depressionen, Übelkeit, Abgeschlagenheit, Nierenverkalkung. Die Aufnahme insbesondere von Magnesium, Kalium, Eisen, und Kupfer wird gestört.

Allgemeines: Insgesamt enthält der Körper etwa 25 bis 30 Gramm dieses Leichtmetalls. Magnesiumionen sind die Regel- und Steuerungsglieder der Zellen und dirigieren unüberschaubar viele Prozesse der Energiegewinnung und des Stoffwechsels.
Durchschnittlicher Tagesbedarf: bei leichter Arbeit für Frauen mindestens 300 und für Männer 350 Milligramm.
Magnesium ist enthalten in: Weizenkeimen, Vollkornprodukten, Sojabohnen, Hirse, Naturreis, Hülsenfrüchten, grünem Gemüse und Nüssen.
Achtung: Magnesium wirkt entspannend auf Gefäße, Herz und Nerven. Und genau diese Organe werden bei Streß besonders belastet. Auch durch eine Schwangerschaft kommt es sehr häufig zu Mängeln an Magnesium, weil der Organismus insgesamt einen erhöhten Stoffwechsel hat. Außerdem wird Magnesium von Schwangeren über die Nieren erheblich stärker ausgeschieden. Wenig Magnesium enthalten mit Kunstdünger gezogene Pflanzen. Alkohol führt zu einem stark erhöhten Magnesiumverbrauch.
Magnesium ist wichtig für: die elektrischen Eigenschaften der Zellmembranen. Es ist beteiligt am Aufbau von Knochen und Sehnen und ist Bestandteil von mehr als 300 Enzymen des Kohlenhydrat- und Proteinstoffwechsels. Für die Aufnahme von Magnesium werden Vitamin D, Vitamin B_1 und B_6 benötigt. Magnesium wirkt einem Calciumüberschuß entgegen. Besonders viel Magnesium wird benötigt bei einem Zwölffingerdarm-Geschwür und bei Obstipation. Es ist notwendig auch für die Energieerzeugung und Bewegung der Muskelzellen und die Steuerung von Nervenzellen, auf die es beruhigend wirkt. Magnesiuminfusionen bei Herzinfarkt verringern die Sterberate. Magnesium verhindert das Zusammenballen der Blutblättchen (Thrombozyten), normalisiert den Herzschlag, reguliert die Herzkraft und verbessert die Sauerstoffbilanz des Herzens. Bedenkt man die Tatsache, daß in der Bevölkerung durchschnittlich ohnehin eine Unterversorgung an Magnesium vor-

liegt, so ist es um so verständlicher, daß gerade während der Schwangerschaft Magnesiummängel zu diversen Komplikationen führen. Prof. K. Quakernack aus Herne konnte anhand einer Studie feststellen, daß Schwangere, die wegen Blutungen, Gebärmutterhalsschwäche und vorzeitigen Wehen stationär aufgenommen werden mußten, deutlich kürzere Krankenhausaufenthalte zeigten, wenn Magnesium eingenommen wurde. Ebenfalls konnte durch Gabe von Magnesium die Frühgeburtsrate von durchschnittlich 8,2 auf 2,8 Prozent gesenkt werden. Schon durch einen Ausgleich allein der Magnesiumdefizite bei Schwangeren könnten durch die verringerten und verkürzten Klinikaufenthalte im Jahr in Deutschland mindestens 170 Millionen Mark eingespart werden. Durch die Senkung der Frühgeburtsrate und somit der selteneren Verlegung der Neugeborenen in Frühgeburtszentren könnten mindestens weitere 110 Millionen Mark jährlich eingespart werden.
Magnesiummangel führt zu: Druck über dem Herzen, Angstzuständen, Schwindel und dem Gefühl von Atemnot. Vor allem junge Menschen leiden bei Magnesiummangel daher am »hyperkinetischen Herzsyndrom«. Dabei steigen Herzschlag und Blutdruck.

Magnesiummangel kann sogar Veränderungen der elektrischen Muskelaktivitätskurven (EMG), der Herzstromkurven (EKG) und eventuell der Hirnstromkurven (EEG) bewirken. Außerdem kommt es zu Verstimmungen, Aggressivität bis hin zu Halluzinationen, Schwindel, Unruhezuständen, übersteigerten Reflexen, Herzrhythmusstörungen, Übelkeit, Erbrechen, Schwäche, Apathie, Untergewicht, Zittern und Krampfbereitschaft.

Da Magnesiummangel auch die Entstehung der Arteriosklerose begünstigt und die Cholesterin- und Triglyzeridwerte erhöht, kommt es vermehrt zu Herz-Kreislauf-Erkrankungen, Schlaganfall und Herzinfarkt. Magnesiummängel begünstigen auch das Auftreten von Migräne, Schlafstörungen, vegetativem Symptomenkomplex und insbesondere den unangenehmen Wadenkrämpfen. Magnesiumgaben wirken hier oft erstaunlich erfolgreich. Auch Patienten mit Allergien und Heuschnup-

fen brauchen nur halb so viele Antihistaminika und reizdämpfende Mittel nach gezielter Magnesiumgabe.
Seit Mitte der 80er Jahre grassiert in den USA eine rätselhafte Erkrankung, bei der Menschen nach geringster körperlicher Anstrengung vollständig erschöpft sind. Dieses »chronic fatigue syndrom« (CFS) geht mit vielfältigen Symptomen wie Konzentrations-, Gedächtnisstörungen, Fieber, Muskel- und Gelenkschmerzen sowie Depressionen einher.
In den letzten fünf Jahren hat sich das CFS auch in Europa immer weiter ausgebreitet. Diese Patienten haben in den roten Blutkörperchen besonders eklatante Magnesiummängel. Wenn diese Mängel ausgeglichen werden, kommt es innerhalb weniger Wochen zu einer deutlichen Besserung der Symptome. Nach wenigen Monaten ist das CFS verschwunden, wenn die weitreichenden Mangelzustände an diversen Bausteinen ebenfalls ausgeglichen werden, die besonders durch Umweltgifte hervorgerufen werden.
Magnesiumüberschuß führt zu: einem vermehrten Verbrauch an Vitamin E und stört das Gleichgewicht von Zink und Kupfer. Er kommt nur bei ungezielter Einnahme von Magnesium-Präparaten vor.

Phosphor (P) – ohne Phosphor läuft Ihr »Motor« nicht

Allgemeines: Phosphor ist unbedingt notwendig für den Aufbau der Zellmembrane.
Durchschnittlicher Tagesbedarf: bei leichter Arbeit für Frauen und Männer mindestens 900 Milligramm.
Phosphor ist enthalten in: Käse, Haferflocken, Linsen, Hefe, Weizenkeimen, Sojamehl, Erbsen, Leber, Herz und Hirn.
Achtung: Viel zuviel Phosphor ist in den meisten Limonaden und in Cola-Getränken, zum Teil auch in Fertiggerichten und in Schmelzkäse enthalten. Einige Kinder reagieren auf Phosphor überempfindlich, wenn sie starke Mängel an anderen Bausteinen haben (sogenannte »Phosphat-Kinder«).
Phosphor ist wichtig für: den Energiestoffwechsel, den Aufbau von Nukleinsäuren und zusammen mit Calcium für Knochen,

Zähne, Knorpel und Sehnen. Seine Aufnahme wird durch Vitamin D begünstigt. Der optimale Calcium-Phosphor-Quotient beträgt 1,0 bis 0,8.
Phosphormangel führt zu: einem Mangel an phosphorhaltigen Fettsäuren. Eine starke Verminderung des Fettanteils der Nahrung (unter 25 Prozent) zum Beispiel bei Diäten und beim Fasten führt zur Abnahme des Gesamtphosphatspiegels in den roten Blutkörperchen und schließlich in allen Körperzellen. Und gerade die Nerven- und Gehirnzellen benötigen die phosphorhaltigen Fettsäuren ganz dringend.
Phosphorüberschuß führt zu: Osteoporose, indem Phosphor die Nebenschilddrüsen zu vermehrter Bildung von Parathormon (PTH) veranlaßt. Hierdurch wird Calcium vermehrt ausgeschieden.

Schwefel (S) – seit der Antike für Heilbäder bekannt

Allgemeines: Schwefel wird in der Kosmetikindustrie und bei Haarerkrankungen vielseitig eingesetzt.
Durchschnittlicher Tagesbedarf: nicht sicher bekannt.
Schwefel ist enthalten in: einigen Heilwässern. Viele Nahrungseiweiße enthalten Schwefel, besonders die Aminosäuren Cystein und Methionin. Leider werden häufig Trockenobst, Weine, Bier und noch viele andere Lebensmittel wegen der besseren Haltbarkeit und des schöneren Aussehens geschwefelt.
Achtung: In Puder, Salben und Badezusätzen bei Akne, fettiger Haut, Hautunreinheiten und Ekzemen ist Schwefel gut verträglich. Vorsicht bei trockener Haut! Als Glaubersalz hilft es bei Verstopfung.
Schwefel ist wichtig für: den gesamten Aminosäuren-Eiweiß-Stoffwechsel, zur Bildung von Haut, Haaren und Nägeln. Es hilft der Leber bei den Entgiftungsfunktionen.
Schwefelmangel führt zu: Störung der Aufnahme vieler anderer Nährstoffe (insbesondere Vitamin B_1 und Biotin), Störung des Eiweißstoffwechsels und Obstipation.

Schwefelüberschuß führt zu: Benommenheit, Schwindel, Pulsbeschleunigung, Migräne bis hin zu Gedächtnisstörungen, Magenschleimhautentzündungen und Blutungen im Magen-Darm-Trakt – bei empfindlichen Personen mit Schwefelunverträglichkeit. Dabei wird Vitamin B_1 zerstört.

VI Die Spurenelemente

Kleinste Mengen – große Wirkung

Bereits in den frühen 50er Jahren dieses Jahrhunderts entdeckte man die Bedeutung der Spurenelemente für den menschlichen Körper. Der Chemiker Dr. Hermann Römpp sprach 1954 von der »kommenden Spurenelementkrise«. Zusammen mit anderen Chemikern wies er darauf hin, daß die vorhandenen Spurenelementmengen ständig abnehmen – erstens durch den enormen industriellen Verbrauch dieser Rohstoffe, zweitens durch die moderne intensive Bodenbewirtschaftung und drittens durch Verluste aufgrund von Bodenauswaschung und Bodenerosion. Tatsächlich nimmt der Gehalt unserer Nahrung an Spurenelementen, Mineralstoffen sowie an Vitaminen ständig ab. Starke Mängel an Spurenelementen und Mineralstoffen in Verbindung mit Mängeln an Vitaminen, den mehrfach ungesättigten Fettsäuren sowie den essentiellen Aminosäuren führen zu vielen Erkrankungen.

Man nennt sie Spurenelemente, weil der Körper von jedem Element nur Spuren benötigt, und zwar weniger als 100 Milligramm am Tag. Unter essentiellen (= lebensnotwendigen) Spurenelementen versteht man zur Zeit die Elemente: Eisen, Kupfer, Zink, Jod, Selen, Mangan, Silizium, Germanium, Chrom, Kobalt und Nickel. Neuerdings werden auch Fluor, Lithium, Molybdän, Vanadium und Zinn von einigen Wissenschaftlern dazugezählt. Ihre Funktionen auf molekularer Ebene sind beim Menschen soweit geklärt, daß ihre unverzichtbare Wichtigkeit für das Leben daraus hervorgeht. Diese Bausteine sind zur Erzeugung der lebensnotwendigen Energie und zum Aufbau des körpereigenen Materials über eine fast unüber-

schaubare Anzahl fortlaufender chemischer Reaktionen die Voraussetzung. Diese Stoffwechselprozesse können nur mit Hilfe von Enzymen durchgeführt werden. Diese Enzyme werden laufend aufgebaut und nach einer Halbwertszeit zwischen 10 Minuten und einigen Wochen wieder abgebaut und durch neue ersetzt. Da Abbauprodukte vom Körper ausgeschieden und nicht recycelt werden, müssen die für den Neuaufbau notwendigen Bausteine laufend zugeführt werden. Die überwiegend aus Aminosäuren bestehenden Enzyme haben ein aktives Zentrum, an dem die chemischen Prozesse stattfinden. In diesem aktiven Zentrum ist sehr häufig ein Spurenelement beteiligt, das die Wirkung des Enzyms erst ermöglicht. Daraus ergibt sich, daß diese Elemente lebensnotwendig sind und dem Körper in Spuren laufend zugeliefert werden müssen.
In Mitteleuropa kommen einfache und kombinierte Spurenelementmängel sehr häufig vor. In einer Studie an 17 650 Österreichern zeigten 91,5 Prozent der Untersuchten einen Mangel an einem oder mehreren Spurenelementen – oder anders ausgedrückt: Nur jeder zehnte Österreicher ist ausreichend mit Spurenelementen versorgt.

Eisen (Fe) – Schutzpanzer der Vitalität

Allgemeines: Das Spurenelement Eisen transportiert über die roten Blutkörperchen den Sauerstoff im Körper. Eisen ist Bestandteil vieler lebenswichtiger Enzyme (zum Beispiel für die Atmung). Insgesamt enthält der Körper eines Erwachsenen etwa 3 bis 4 Gramm Eisen.
Durchschnittlicher Tagesbedarf: bei leichter Arbeit für Männer 12 Milligramm und für Frauen vor den Wechseljahren 18 Milligramm, während der Schwangerschaft etwa 30 Milligramm und nach den Wechseljahren 13 Milligramm.
Eisen ist enthalten in: Hirse, Sojabohnen, Haferflocken und Roggenvollkornprodukten. Fisch, Fleisch, Innereien, Schalentiere und Eigelb bieten viel Eisen in gut resorbierbarer Form an. So enthält beispielsweise ein mageres Steak von 200 Gramm bereits 4,06 Milligramm Eisen.

Achtung: Leider wird durch Abbauprodukte und bei Frauen auch mit der Regelblutung laufend Eisen ausgeschieden. Schwangere, Stillende, Kinder, Jugendliche und Hochleistungssportler haben einen besonders hohen Eisenbedarf. Bei Infektionen verbraucht das Abwehrsystem enorme Eisenmengen. Das Eisen liegt in Pflanzen in einer schwer resorbierbaren Verbindung vor, so daß der Darm nur etwa 10 Prozent des in Pflanzen angebotenen Eisens verwerten kann. Da wir aus pflanzlichen Zellen deren Inhaltsstoffe nur herausholen können, wenn die Zellwände aufgebrochen sind, müßten wir bei streng vegetarischer Kost unsere Nahrung wie die Wiederkäuer (Rinder) praktisch etwa 18 Stunden mit den Backenzähnen zermahlen, um die dürftigen Eisenanteile herauszulösen. Aber wer hat schon zu derartigen Kieferturnübungen Lust und Zeit? Vegetarier haben folglich erhebliche Eisenmängel und Vitamin-B_{12}-Mängel, sowie Mängel an vielen anderen Nährstoffen.
Eisen ist wichtig für: die Funktion der Muskelfasern und gibt dem Fleisch die rote Farbe (Myoglobin). Die Eisenaufnahme ist bei Nickelmangel deutlich gesenkt. Auch ein Zuviel an Calcium oder Phosphor behindert die Eisenaufnahme. Tee, Kaffee und Rotwein bilden mit Eisen schwer verwertbare Verbindungen. Vitamin C ist dagegen ein guter Partner, denn es steigert die Aufnahme und Verwertbarkeit des Eisens. Früher galt er als die »Eisenbombe«: Spinat. Doch heute weiß man: Einen Eisenmangel kann man durch Spinat allein bestimmt nicht ausgleichen. Leider schlich sich in den ersten Spinatanalysen ein folgenschwerer Kommafehler ein, der zur völligen Überschätzung des Spinats als Eisenlieferant führte. Inzwischen hat sich die überbewertete Blattpflanze wieder in die Liste der anderen eisenhaltigen Gemüsesorten eingereiht, die etwa 0,5 bis 1,5 Milligramm pro 100 Gramm enthalten, also eher wenig.
Eisenmangel führt zu: einer vermehrten Aufnahme des giftigen Kadmiums. Ein solider Eisenmangel, wie er zum Beispiel bei einer manifesten Eisenmangelanämie vorliegt, kann durch die Ernährung praktisch nicht ausgeglichen werden, denn dazu müßte man zum Beispiel ein halbes Jahr lang täglich etwa

1,5 Kilogramm mageres Steakfleisch zu sich nehmen. Wer mag schon soviel Steak! Und zweitens würde diese absolut einseitige Ernährung zu Mängeln an anderen Bausteinen führen. Eisenmängel führen bei Kindern zu Wachstumsstörungen bis hin zu verminderter geistiger Leistungsfähigkeit mit auffälligen Verhaltensweisen oder gar geistiger Minderentwicklung. Auch Erwachsene brauchen Eisen zur Bildung der Neurotransmitter, der Botenstoffe im Gehirn. Mängel führen zu Gedächtnis- und Konzentrationsstörungen, Unruhezuständen, Depressionen und gestörtem Schlaf.
Bei gleichzeitigem Magnesiummangel kommt es zu Kribbeln in den Beinen. Betroffene laufen ständig ruhelos umher. Da Eisen auch für den Vitamin-B_2-Stoffwechsel notwendig ist, führt Eisenmangel zur verminderten Produktion von Nukleinsäuren (RNS, DNS). Diese sind für die Zellreparatur vonnöten. Als Mangelfolge heilen Wunden schlecht, werden Haut, Nägel und Lippen rissig und die Haare brüchig. Die Haut wird blaß, die Zunge schwillt an. Auch Schluck- und Verdauungsstörungen sind die Folge, oft auch Darmverstopfung. Übermäßige Regelblutungen der Frauen, unbemerkte Blutungen im Magen-Darm-Kanal, Hämorrhoiden, Operationen und chronische oder heftige akute Entzündungen führen zu einem Eisenmangel selbst bei guter Ernährung. Auch die Einnahme vieler Medikamente führt zu einem Mehrbedarf an Eisen.
Eisenüberschuß führt zu: einer Behinderung der Zinkaufnahme. Auch ein Zuviel an Eisen ist schädlich. Es wird in Leber, Bauchspeicheldrüse, Herzmuskel und Gehirn abgelagert und führt dort zu starken Funktionsstörungen bis hin zur Organdegeneration.

Kupfer (Cu) – das »Schmieröl« der Gelenke

Allgemeines: Der Körper eines erwachsenen Menschen enthält zwischen 1,4 und 2,1 Milligramm Kupfer pro Kilogramm Körpergewicht. Das Spurenelement Kupfer ist Bestandteil vieler Enzyme, die im Körper Freie Radikale beseitigen. Bei der Krebsentstehung spielen Freie Radikale eine gefährliche Rolle.

Durchschnittlicher Tagesbedarf: im Mittel mindestens 3 Milligramm Kupfer pro Tag zur Erhaltung der Gesundheit.

Kupfer ist enthalten in: Leber, Fischen, Schalentieren, Kakaopulver, Kokosnüssen, Cashewnüssen, Pilzen und Kaffee.

Achtung: Magengeschwüre heilen nach Gabe von Kupfer schneller ab. Kupferhaltige Wasserleitungen können zuviel Kupfer abgeben, wenn das Wasser kalkarm ist und die Rohre dadurch nicht mit einem schützenden Kalkmantel ausgekleidet sind. Auch »Wasserenthärter« können diesen Schutzmantel auflösen.

Kupfer ist wichtig für: das Bindegewebe, die Gefäßbildung und den Knochenaufbau (Lysyloxidase). Es wirkt mit dem Vitamin C eng zusammen gegen Osteoporose. Heute sind über 20 Enzyme bekannt, die kupferabhängig sind. Das stark kupferhaltige Transportprotein (Ceruloplasmin) transportiert das Kupfer über den Blutkreislauf im Körper. Das Enzym Superoxid-Dismutase (SOD) enthält Kupferatome und auch Zinkatome. SOD hat die Aufgabe, das in jeder Zelle bei der Oxidation von Sauerstoff vorkommende Superoxid abzufangen und durch schnelle Weiterverwendung unschädlich zu machen. Dadurch verhütet es auch Entzündungen und wirkt gegen Krebsentstehung, vorzeitige Alterung und gegen die Freien Radikale. Kupferkomplexe wirken auch stark gegen Geschwüre. In Kulturen gezüchtete Krebszellen bilden sich unter Kupferzugabe zu einem Großteil in Normalzellen zurück. Diese kupferhaltigen Enzyme wirken auch im Herzen, in der Zellatmung, in der Hämoglobinsynthese, im Wachstum und sind für das Immunsystem besonders wichtig; denn bei Infektionen können die Immun-(Abwehr-)Zellen nur vermehrt werden, wenn genügend Kupfer in den Speichern vorhanden ist. Auch die Schilddrüse benötigt Kupfer, um die Schilddrüsenhormone zu bilden. Letztere steuern den Grundumsatz des Gesamtstoffwechsels sowie den Sauerstoff-Stoffwechsel und die Wärmeproduktion im Körper (insbesondere in der Leber). Außerdem ist Kupfer notwendig für den Kohlenhydrat-, Eiweiß- und Fettstoffwechsel, für die Muskelaktivität, viele Funktionen im zentralen Nervensystem (Nervenbotenstoffe) sowie für den Wasserhaushalt. Auch die Hirnanhangdrüse, das Steuerungsorgan aller wesentlichen Hormonbildungsorgane, benötigt unbedingt ausreichend Kupfer. Kupfer steht in Konkurrenz zu Zink und Mangan. Selen und Vitamin E schützen den Organismus vor Überaktivitäten des Kupfers.

Kupfermangel führt zu: häufigen Infektionen, Müdigkeit, Schwellungen an Hand- und Fußgelenken. Bei Kupfermangel werden Gelenkflüssigkeiten dünnflüssig. Hier liegt eine der wesentlichen Ursachen des rheumatischen Formenkreises. Interessanterweise hat Kupfer bei diesen Erkrankungen auch eine starke schmerzdämpfende Wirkung, kann aber echte Rheumaerkrankungen wie zum Beispiel Polyarthritis (PcP) nicht heilen. Auch Diabetes mellitus kann durch Kupfermangel (SOD-Mangel) als Folge einer Entzündung der Bauchspeicheldrüse entstehen. Epileptiker zeigen einen verminderten Kupfergehalt im Gehirn. Kupfermangel spielt bei der Krebsentstehung offensichtlich eine große Rolle. Eisenmangelanämien entstehen auch durch Kupfermangel; denn das kupferhaltige Enzym Ferrioxidase regelt den Transport des Eisens aus der Leber ins Blut mit Hilfe des Vitamin C. Über das Enzym Tyrosinase ist Kupfer auch beim Bräunen der Haut beteiligt. Dieses Enzym wirkt an der Bildung des Hautpigments Melanin mit. Daher zeigt sich Kupfermangel oft bereits durch weiße Hautflecken.

Kupferüberschuß führt zu: einer Verdrängung des Zinks, prämenstruellem Syndrom (Beschwerden vor der Regelblutung), Schwangerschaftsbeschwerden (Eklampsie), Hyperaktivität von Kindern, Schlaflosigkeit, Hauterkrankungen, Diabetes, Bluthochdruck und Depressionen. Bei einem Überschuß von Kupfer kann es nach Prof. Karl C. Pfeiffer aus Princeton, USA, zu Schizophrenien kommen. Mit einem Ausgleich des Kupferüberschusses ist die Heilung bei Psychosen und Geisteskrankheiten allein meist nicht zu erreichen; denn oft ist das gesamte Zellmilieu schwer gestört. Auch psychotherapeutische und psychiatrische Behandlungen bleiben meist weiterhin notwendig.

Zink (Zn) – für heile Haut und starke Abwehr

Allgemeines: Der Zinkgehalt im menschlichen Körper beträgt 2 bis 3 Gramm. Kein Element außer den Grundbausteinen Kohlenstoff, Wasserstoff, Sauerstoff, Stickstoff, Phosphor und Schwefel ist in den lebenden Organismen so gut verbreitet, sowohl was die Konzentration in den verschiedensten Organen als auch was die Variabilität der biologischen Funktionen betrifft.

Durchschnittlicher Tagesbedarf: bei leichter Arbeit mindestens 15 Milligramm, sowohl für Männer als auch für Frauen.

Zink ist enthalten in: Vollkorngetreide, Linsen, Soja, Weizenkeimen, Käse, Kalbsleber und Austern.

Achtung: Wird das Getreide ausgemahlen, gehen allein 78 Prozent des Zinkgehalts verloren – und alle anderen wichtigen Bausteine selbstverständlich auch. Wie alle anderen Bausteine sollte auf jeden Fall Zink nur bei nachgewiesenen Mängeln in der richtigen Dosierung gegeben werden. Zinkdefizite werden besonders auch bei Säuglingen hervorgerufen, die statt Muttermilch künstliche Säuglingsnahrung erhalten. Äußerlich als Salbe angewendet, beschleunigt Zink die Wundheilung und verringert die Narbenbildung. Auch alle, die an Akne oder »Hautunreinheiten« leiden, sind für Zinksalben in Verbindung mit Vitamin A, E und Pantothensäure sehr dankbar. Alkoholgenuß erhöht den Zinkverbrauch.

Zink ist wichtig für: die Enzyme des Erbmaterials. Zink ist zusammen mit Magnesium ein Gegenspieler des Calciums. Magnesium und Zink spielen eine maßgebliche Rolle im Eiweißstoffwechsel und bei der Zellneubildung, insbesondere bei Embryos. Akute und chronische Infektionen sowie Gewebsverletzungen und große Operationen können eine Verminderung der Zinkkonzentrationen zur Folge haben. Das Spurenelement Zink hat im Immunsystem sehr viele einzigartige Funktionen, die es vor allen anderen Spurenelementen auszeichnen. Das Besondere am Zink: An der Zellmembran wirkt es als Cofaktor und ist insgesamt für mehr als 70 Enzyme notwendig, bei 24 wichtigen Enzymen als Katalysator. Außerdem regt Zink die Aktivität der körpereigenen Freßzellen an, die Bakterien, Pilze, Viren und Krebszellen im wahrsten Sinne »auffressen«. Auch die »Gedächtniszellen« werden durch Zink aktiv, die sich nach einer Infektion lebenslang an die überstandenen Erreger erinnern und bei erneutem Kontakt sofort spezifische Antikörper bilden. Zinkgaben bewähren sich in der Rheumatherapie und beim Morbus Crohn (entzündliche Darmerkrankung). Außerdem wird die Zuckerverwertung verbessert, so daß insulinbedürftige Diabetes-Patienten häufig weniger Insulin brauchen. Zink verhindert den »Rost« auch beim Menschen. So ist Zink unbedingt notwendig für die Entgiftungsfunktionen und wird daher therapeutisch bei der Leberzirrhose – einschließlich der alkoholischen – sowie bei der Wilson-Krankheit und der Zöliakie (Glutenunverträglichkeit) eingesetzt. Es spielt eine große Rolle auch als Schutz gegen Umweltgifte.

Zinkmangel führt zu: starken Einbrüchen im Immunsystem. Dadurch wird die Abwehr gegen Bakterien, Viren, Pilze und auch gegen Krebserkrankungen vermindert. So ist interessant, daß bei AIDS-Patienten parallel zum Abfallen der T-Helferzellen auch entsprechend niedrige Zink-Konzentrationen gefunden werden. Nicht nur bei AIDS, auch bei diversen Tumoren, bei Gelenksentzündungen und bei Rheumaerkrankungen zeigt sich ein starker Zinkmangel, zusammen mit großen Mängeln an diversen Bausteinen. In der Schwangerschaft liegt ein besonders erhöhter Zinkbedarf vor. Zinkmangel führt zu einem frühzeitigen Blasensprung (Fruchtblase) und somit zur vorzeitigen Geburt bis hin zur Fehlgeburt. Zinkmangel führt bei Neugeborenen zu Mißbildungen. Auch bei Diabetikern, frisch Operierten sowie Verbrennungsopfern und Menschen mit Leberzirrhose zeigt sich ein erhöhter Zinkbedarf. Zinkmangel führt zu Potenzstörungen und Behinderung der Beweglichkeit von Spermien. Die Samenflüssigkeit hat den höchsten Zinkgehalt aller Körperflüssigkeiten. Ein Mangel an Zink führt außerdem zu Wachstumsstörungen, verminderter Streßbelastbarkeit, neurologischen und psychischen Erkrankungen, Durchfall, extremer Abmagerung durch Abzehrung, Haarausfall,

Akne, schlechter Wundheilung, Antriebslosigkeit, Nachtblindheit und Schwellungen von Leber und Milz.
Werden Säuglinge mit Muttermilch ernährt, die zuwenig Zink enthält, kommt es sehr häufig zu Hautausschlägen an den Wangen, in den Mundwinkeln, an den Fingern und insbesondere im Bereich des Unterleibes.
Bei Diabetikern, die eine diabetische Polyneuropathie (Schäden an vielen Nerven) und Impotenz zeigen, werden erheblich erniedrigte Zinkwerte im Serum und in den Erythrozyten des Blutes nachgewiesen. Auch bei der Arteriosklerose zeigen sich starke Zinkmängel. Bei Patienten mit Leukämie, Lymphomen, Bronchial- und Speisenröhrenkrebs wurden stark erniedrigte Zinkspiegel festgestellt. Bei Zinkmangel haben die Fingernägel oft weiße Flecken oder Punkte. Außerdem kommt es bei Zinkmangel zu Störungen des Geschmacks- und Geruchsvermögens. Gerade viele alte Menschen büßen durch ein Zinkdefizit diese Sinne ein, die für die Freude am Essen und Trinken notwendig sind. Durch geringe Nahrungsaufnahme wird die Versorgung mit ausreichenden Bausteinemengen noch mehr beeinträchtigt.
Bei Zinkmangel werden durch Zinkausgleich mit Hilfe der Zell-Milieu-Medizin Durchblutungsstörungen verhindert. Dazu gehört vor allem die sogenannte »Schaufensterkrankheit«, von der man spricht, wenn die Beine bereits nach jeweils wenigen Schritten durch Schmerzen zum Stehenbleiben zwingen.
Zinküberschuß: Eine chronische Zink-Toxizität ist nicht bekannt. Allerdings wird das empfindliche Gleichgewicht mit Kupfer gestört, und es kommt zu Störungen der Aufnahme einiger Aminosäuren.

Jod (I) – das »Gaspedal« des Stoffwechsels

Allgemeines: Jod ist für den Menschen unverzichtbar. Die Grundregulation des Stoffwechsels ist jodabhängig.
Durchschnittlicher Tagesbedarf: mindestens 200 Mikrogramm.

Jod ist enthalten in: Seefischen, die Sie 1- bis 2mal in der Woche essen sollten. Ein wenig Jod ist auch in Milch, Eiern, Feldsalat und Möhren. Daher sollte jodiertes Kochsalz verwendet werden, da dieses das Spurenelement Jod in ausreichender Menge enthält. Ersatzweise bieten sich die japanischen Gewürze, Aroma oder Kombuca (Bioladen), jodhaltiges Mineralwasser oder jodhaltige Zahnpasta an.
Achtung: In Deutschland erhalten die Menschen – mit einem Nord-Süd-Gefälle – nur 100 bis 80 Mikrogramm pro Tag, da der Boden und somit die Nahrung nur sehr wenig Jod enthalten. Die »Nordlichter« sind etwas besser versorgt, da sie mehr Seefische essen – und gerade diese sind unsere wichtigste Jodquelle. Auch in den meisten übrigen Ländern der Welt ist die natürliche Versorgung mit dem Spurenelement Jod nicht ausreichend. Obwohl Jod in vielen Ländern bereits dem Speisesalz zugesetzt wird, ist weltweit mit über 250 Millionen Jodmangel-Erkrankten zu rechnen.
Jod ist wichtig für: die Funktion der Schilddrüse, um die Schilddrüsenhormone Thyroxin, Tetrajodthyronin (T_4) sowie Trijodthyronin (T_3) zu bilden. Diese Schilddrüsenhormone steuern den Stoffwechsel des gesamten Körpers.
Jodmangel führt zu: einer Unterfunktion der Schilddrüse mit Antriebsstörungen, zu Müdigkeitsgefühl und insbesondere zu Fettspeicherung. Bei Jodmangel liegt die Körpertemperatur oft unter 37 bis an 36 Grad Celsius, die Menschen haben häufig kalte Hände und Füße und erniedrigten Puls und leiden unter Stimmungsschwankungen, depressiven Zuständen, trockener Haut, Haarausfall und brüchigen, splittrigen Nägeln. Die meist dicken Menschen mit Jodmangel verlieren trotz strenger Diäten kaum an Gewicht und leiden unter Verstopfung. Auch das Denken ist träge und verlangsamt und der Puls oft niedrig.
Wachsen Kinder bereits mit Jodmangel auf, so kommt es zum Kretinismus. Diese Kinder zeigen einen kleinen Wuchs, oft starke Störungen im Knochenaufbau und sind leicht schwachsinnig. Bei starkem Jodmangel wuchert die Schilddrüse und versucht so, »mit Gewalt« mehr Schilddrüsenhormone zu bilden. Es kommt zum sogenannten Kropf, einer Vergrößerung der

Schilddrüse, die zum Teil enorme Ausmaße – fast bis zur Größe eines Fußballs – erreichen kann. Glücklicherweise sieht man heute solche starken Kropfbildungen und Kretinismus kaum mehr – dank der Zufuhr von Jod zum Speisesalz.
Jodüberschuß führt zu: Akne oder gar zur Basedowschen Erkrankung mit Gewichtsverlusten, Unruhezuständen bis hin zur Zittrigkeit und erhöhter Sauerstoffaufnahme mit Wärme- und Schwitzgefühl. Der Puls jagt dann zu schnell, und die Betroffenen erscheinen oft überaktiv, sind aber nicht unbedingt produktiver, da sie sich zuviel »um die eigene Achse« drehen.

Selen (Se) – verzögert den Alterungsprozeß, ist Dirigent des Abwehrsystems und der Herzfunktion, entgiftet Blei, Cadmium und Quecksilber

Allgemeines: Selen ist ein lebensnotwendiges Spurenelement. Erst 1973 wurde es für die Medizin entdeckt. Es aktiviert die körpereigenen Abwehrkräfte. Selen ist der »Schrittmacher« des Herzens. Selen ist auch Bestandteil des Enzyms Jod-Thyronin-Deiodase. Dieses aktiviert die Umwandlung des Schilddrüsen-Hormons T_4 (Thyroxin) in T_3 (Trijodthyronin). Bei Selenmangel kommt es daher auch zu Störungen der Schilddrüsenfunktion. Es gibt Hinweise, daß Selen noch an vielen anderen Enzymen beteiligt ist.
Durchschnittlicher Tagesbedarf: bei leichter Arbeit für Frauen etwa 120 Mikrogramm und für Männer etwa 140 Mikrogramm.
Selen ist enthalten in: Fischen, Tintenfisch, Kalbsniere, Innereien, Eiern, Käse, Hülsenfrüchten, Getreide, Spargel, Mandeln, Sesam, Zitrusfrüchten und ungeschältem Reis.
Achtung: Wer keine Seefische ißt, hat sicher einen Selenmangel, wenn der Ackerboden wie in Deutschland selenarm ist. Außerdem verhindern schwefelhaltige Düngemittel und saurer Regen die Aufnahme von Selen durch Pflanzen. Ausgemahlenes Getreide verliert sein Selen. Daher haben viele Amerikaner einen großen Selenmangel, obwohl Weizen zum Beispiel in Süd-Dakota fast zuviel Selen enthält. Patienten, die mit

Chemotherapie behandelt werden, zeigen bei Ausgleich der Selenmängel deutlich weniger Nebenwirkungen. Dieser Schutz vor Nebenwirkungen auch bei Bestrahlungen wird besonders deutlich, wenn alle Bausteinemängel mit Hilfe der Zell-Milieu-Medizin ausgeglichen werden. Menschen, die an Zöliakie leiden, bekommen durch ihre glutenfreie Diät besonders wenig Selen.

Selen ist wichtig für: die Funktion von Muskulatur, Herz und Gefäßsystem. Selen hat eine starke Entgiftungsfunktion, und es ist notwendig für die Fortpflanzungsfähigkeit, Schwangerschaft und Intelligenz.

Selen wirkt zusammen mit den Vitaminen A, C und E auf Tumorzellen wachstumshemmend; insbesondere gilt das für Brustkrebs, Lungenkrebs, Hautkrebs, Leukämie und Sarkome. Im Prinzip wirkt Selen als »Hemmschuh« verschiedener Enzyme verlangsamend auf den Zellstoffwechsel und die Zellteilung. Durch die Verlangsamung der Zellteilung werden Fehler in der Bildung des Erbmaterials und somit der Zellteilung verhindert. Selen macht sogar Veränderungen am Erbmaterial wieder rückgängig. Da Selen als Antioxidans auch der Arteriosklerose vorbeugt und die Verklebung von Blutblättchen verhindert, schützt Selen das Herz-Kreislauf-System vor Infarkten und Thrombosen und hilft sogar, einen Herzinfarkt zu überleben. Die Finnen setzen deswegen dem Tierfutter und dem Getreide Selen zu. Dank des Selens in der Nahrung sterben seitdem weniger Finnen an Herzinfarkt und Kreislauferkrankungen. Selen ist der aktive Bestandteil des Enzyms Glutathion-Peroxidase, das eine weitreichende gesundheits- und lebenserhaltende Funktion ausübt. Selen schützt den Körper vor Sauerstoff- und Hydroxylradikalen, die die Alterungsprozesse beschleunigen. Selen gehört also zu den antioxidativen Bausteinen, die als Schutz gegen die sogenannten Freien Radikalen wirken, zusammen mit Vitamin E, Beta-Carotin, Vitamin A und C sowie mit Zink, Kupfer und den Aminosäuren Methionin, Glutamin und Cystin. Somit schützt Selen also die Zellmembranen und Zellkerne vor Zerstörung und schützt vor Chromosomenschäden, energiereichen Strahlen – wie Sonnenstrahlen und kosmische Strahlen – und aktiviertem Sauerstoff. Darüber hinaus erhöht Selen den körpereigenen Schutz gegen Bakterien und Viren, indem es die Abwehrkräfte anregt. Selen ist auch äußerst wichtig für die Entgiftung des Körpers von Blei, Kadmium und Quecksilber. Quecksilber ist durch die Verwendung von Amalgam für Zahnfüllungen bei vielen Menschen sehr verbreitet. Das Quecksilber wird in Spuren über Jahre und Monate aus den Zähnen über die Schleimhäute in das Nervensystem bis hinein in das Gehirn transportiert und wirkt dort als Zellgift. Quecksilber behindert den Eiweißstoffwechsel und somit verschiedene Enzymsysteme. Selbst nach dem Entfernen der Amalgam-Füllungen bessern sich die bereits vorhandenen Vergiftungssymptome nur langsam und unzureichend. Viele Amalgam-Träger leiden unter Kopfschmerzen, Antriebslosigkeit und Konzentrationsstörungen. Besonders hohe Quecksilberkonzentrationen konnten bei vielen Zahnärzten und Zahnarzthelferinnen festgestellt werden. Mit Hilfe von Selen und dem Ausgleich vorhandener Bausteinmangel-Profile kann der Körper langsam entgiftet werden.

Selenmangel führt oft zu: einer Weißfärbung der Fingernägel. In China, in der Keshan-Provinz, einem Selenmangel-Gebiet, trat die sogenannte Keshan-Erkrankung auf. Da der Nahrung dort inzwischen Selen zugesetzt wird, ist diese Erkrankung heute verschwunden. Bei extremem Selenmangel erkrankt der Herzmuskel, wovon in Keshan vorwiegend Kinder und junge Frauen der Landbevölkerung befallen waren. Bei leichtem Selenmangel sind Herzerweiterungen und mäßige Störungen der elektrischen Vorgänge am Herzen (EKG) die Folge, bei schwerem Selenmangel Herzrhythmusstörungen, Herzrasen, Herzinsuffizienz mit Ödemen, früher Tod. Ein Selenmangel macht schneller alt. Das stellte Professor G. N. Schrauzer von der University of California (San Diego, USA) fest. Bei einer Studie mit AIDS-Patienten wurden deutliche Selenmängel festgestellt. Außerdem zeigten die AIDS-Patienten eine Mangelernährung, die zum verstärkten Verlauf der Erkankung beiträgt. Die Bausteinprofile spielen also eine wesentliche Rolle bei der Übertragung und dem tatsächlichen Erkranken an infektiösen

Erkrankungen; denn nicht jeder Mensch, der sich mit HIV-Erregern infiziert, wird auch AIDS-krank. Je ausgeglichener seine Versorgung mit allen Bausteinen ist, desto unwahrscheinlicher wird der Ausbruch der AIDS-Erkrankung.
Selenmangel führt zusammen mit Vitamin-B_6-Mangel zu zystischen Veränderungen der Milchdrüsengänge in der weiblichen Brust. Bei akuter Bauchspeicheldrüsenentzündung liegen starke Selenmängel in Verbindung mit anderen Mängeln an Bausteinen vor. Der Privatdozent Dr. Bodo Kuklinsky aus Rostock konnte in einer klinischen Studie nachweisen, daß Personen mit akuter (nekrotisierender) Pankreatitis diese lebensbedrohliche Erkrankung nach Selengabe sehr häufig überleben. Patienten mit PCP, grauem Star, Schuppenflechte, Muskeldystrophie, Gefäßentzündungen, Neurodermitis und degenerativen Hauterkrankungen zeigen auffallend große Selenmängel, die unbedingt ausgeglichen werden müssen.
Selenüberschuß führt zu: Störungen der Fingernägel und zu Haarverlust, später zu starken Veränderungen vieler Organe, besonders der Leber- und Nervenzellen. Da Selenüberschuß giftig ist, sollte Selen nur bei Bedarf nach ärztlicher Verordnung eingenommen werden. Menschen mit Selenüberschuß haben häufig Mundgeruch, der ähnlich wie Knoblauch riecht.

Mangan (Mn) – aktiviert viele Enzyme

Allgemeines: Mangan ist ein bedeutender Cofaktor bei vielen biochemischen Prozessen.
Durchschnittlicher Tagesbedarf: bei leichter Arbeit für Frauen und Männer mindestens etwa 0,5 Milligramm.
Mangan ist enthalten in: Vollkorngetreide, Weizenkeimen, Haferflocken, Soja, Hülsenfrüchten, Gemüse, Teeblättern, Nüssen, Bananen, Mango, Papaya, Kokosnüssen.
Achtung: Mangan ist erforderlich für Fruchtbarkeit und Schwangerschaft.
Mangan ist wichtig für: mindestens 6 Enzyme in deren aktiven Zentren, die insbesondere für den Zuckerstoffwechsel, die Fettverwertung (zusammen mit dem Vitamin-B-Komplex) und

die Knorpelbildung zuständig sind. Es spielt auch eine Rolle im Eiweißstoffwechsel. Für die Muskeln ist Mangan unerläßlich. Zusammen mit Vitamin K ist Mangan an der Bildung des Blutgerinnungsfaktors beteiligt.
Manganmangel führt zu: chronischen Gelenkschmerzen durch Störungen der Knorpelbildung und zu dünner Gelenkflüssigkeit. Hier wirkt Mangan mit Kupfer zusammen. Kinder leiden oft an »Wachstumsschmerzen« im Rücken. Mangan steht in engem Zusammenhang mit dem Zinkstoffwechsel. Starke Manganmängel treten auf bei Bandscheibenschäden, Epilepsie, Schizophrenie, Depressionen, Diabetes, Unterzukkerung, Gleichgewichtsstörungen des Innenohrs, Störungen der Rückenmarksfunktion, des Eiweißstoffwechsels, der Fruchtbarkeit und auch Störungen der Zahnbildung. Bei Manganmangel heilen Knochenbrüche schwer. Auch die Insulinproduktion in der Bauchspeicheldrüse benötigt Mangan, desgleichen die Produktion von Glutaminsäure in den Hirnzellen. Da ein starker Synergismus mit Zink besteht, kann man von den Zinkwerten auf die vorhandenen Manganvorräte im Körper schließen.
Manganüberschuß führt zu: Störungen der Bildung von Hämoglobin (roter Blutfarbstoff) und der Funktion der Lungenbläschen durch Vergiftung.

Silicium (Si) – stärkt das Bindegewebe und hält Gefäße jung

Allgemeines: Silicium ist für den Menschen ein lebensnotwendiges Spurenelement.
Durchschnittlicher Tagesbedarf: etwa 30 Milligramm.
Silicium ist enthalten in: Hafer, Hirse, Gerste und Kartoffeln.
Achtung: Ältere Menschen brauchen zur Festigung des Zellgewebes besonders viel Silicium. Die Einnahme von Kieselsäure ist empfohlen auch bei Akne, Magen-Darm-Störungen und Blähungen.
Silicium ist wichtig für: Knochen, Bindegewebe, die Blutgefäße, Haare und Nägel. Es ist notwendig für die Calciumaufnahme und für Vernarbungsvorgänge.

Siliciummangel führt zu: Arteriosklerose, Wachstumsstörungen und brüchigen Haaren und Nägeln.
Siliciumüberschuß nicht bekannt.

Germanium (Ge) – ein Katalysator des Stoffwechsels

Allgemeines: Germanium kommt im Körper nur in geringen Spuren vor.
Durchschnittlicher Tagesbedarf: ist nicht sicher bekannt.
Germanium ist enthalten in: Ginseng aus Korea und einigen Mineralwässern.
Achtung: Germanium ist für Menschen über 50 Jahre ein allgemein vitalisierendes Spurenelement. Es erhöht offensichtlich die Sauerstoffverwertung der Körperzellen.
Germanium ist wichtig für: die Entgiftung bei Schwermetallvergiftungen mit Kadmium, Arsen und Quecksilber. Es ist hilfreich bei Erkrankungen wie Rheuma, Abwehrschwäche, Raucherbein und bei Schmerzen.
Offensichtlich wirkt es auch durchblutungsfördernd und steigert die Ausschüttung von Endorphinen (körpereigene Stoffe gegen Schmerz). In jüngster Zeit wird es zunehmend bei Krebserkrankungen eingesetzt. Germanium wirkt im Körper offenbar als Katalysator mehrerer Stoffwechselprozesse.
Germaniummangel führt zu: Störungen des vegetativen Nervensystems, Durchblutungsstörungen, Bluthochdruck.
Germaniumüberschuß führt zu: Vergiftungserscheinungen im Nervensystem. Ungezielte Eigendosierungen mit Germanium sind gefährlich.

Chrom (Ch) – für den Zuckerhaushalt unentbehrlich

Allgemeines: Chrom wird nicht nur für glänzende Autostoßstangen gebraucht, sondern schützt Sie vor den häufigsten Zivilisationskrankheiten: Diabetes, Herzinfarkt und Arteriosklerose.

Durchschnittlicher Tagesbedarf: bei leichter Arbeit für Frauen und Männer mindestens etwa 200 Mikrogramm.
Chrom ist enthalten in: Bierhefe, Vollkornprodukten, Weizenkeimen, Käse, Paranüssen, Kakaopulver und in Schwarztee.
Achtung: Es wird besonders viel bei körperlichen Hochleistungen verbraucht, weil dabei der Zucker-Stoffwechsel erhöht ist. Die Verarbeitung von raffiniertem Zucker verbraucht besonders viel Chrom – Schleckermäuler brauchen also mehr Chrom und damit mehr Bierhefe. Aber nicht mehr Bier – denn darin ist praktisch keine Hefe mehr vorhanden.
Chrom ist wichtig für: die Bildung von Insulin. Es wird somit für den Zuckerstoffwechsel gebraucht und ist neben Kobalt, Molybdän und Selen für den Menschen lebensnotwendig. Das Spurenelement Chrom ist offensichtlich auch an der Verhinderung der Arteriosklerose beteiligt, da es das Enzym für den Fettstoffwechsel anregt. Es senkt den Cholesterinspiegel (erhöht dabei den guten HDL-Cholesterin-Spiegel) und fördert das Wachstum durch Einfluß auf den Eiweißstoffwechsel, insbesondere die Aminosäuren Cystin, Glycin und Glutaminsäure. Wichtig ist es auch für den Vitamin-B_2-Stoffwechsel. Chrom ist nötig für die Hornhaut und Linsen der Augen. Bierhefe enthält den chromhaltigen Glukosetoleranzfaktor (GTF). Dieser Faktor macht Körperzellen für das Insulin empfänglich. Ohne Insulin kann Zucker nicht von den Zellen aufgenommen werden.
Chrommangel führt zu: Risiko von Diabetes, Herz-Kreislauf-Erkrankungen und Arteriosklerose. Wenn Chrom fehlt, kommt es sogar trotz Anwesenheit von Insulin zu erhöhten Blutzuckerwerten. So mancher Patient mit sogenanntem »Altersdiabetes« kann nach Ausgleich des Chrommangels teilweise oder ganz auf Insulin verzichten.
Chromüberschuß kommt nur bei unkontrollierter Eigenmedikation vor und ist hochgiftig für den Zellstoff-Stoffwechsel.

Kobalt (Co) – der Vitamin-Aktivator

Allgemeines: Da der menschliche Körper insgesamt nur etwa 2 bis 3 Milligramm Kobalt enthält, hat man in der Wissenschaft dieses Spurenelement lange übersehen. Bauern in Neuseeland und Australien hat man die wichtige Entdeckung der Wirkung von Kobalt auf die Bildung der roten Blutkörperchen zu verdanken. Die Farmer stellten fest, daß ihre Schaf- und Rinderherden auf manchen Weiden nicht gediehen, während sie sich auf anderen Weiden prächtig entwickelten. Erst 1935 stellte man fest, daß die Ursache ein Kobaltmangel im Weidegras war. 1948 wurde entdeckt, daß Kobalt ein Bestandteil des Vitamins B_{12} ist. Mit Hilfe von Bakterien bauen die Wiederkäuer im Blättermagen zusammen mit Kobalt das Vitamin B_{12} auf, das besonders in Fleisch und ein wenig auch in Milch und Milchprodukten vorkommt.
Durchschnittlicher Tagesbedarf: bei leichter Arbeit für Frauen und Männer etwa 0,007 Milligramm.
Kobalt ist enthalten in: Fleisch, Fisch und in Vitamin B_{12}. Genügend Kobalt enthalten Nüsse, Gemüse und Hülsenfrüchte. Darmbakterien des Menschen können nur wenig Kobalt verwerten.
Achtung: Ohne Kobalt gäbe es kein Vitamin B_{12}. Strenge Vegetarier leiden an einem Mangel des kobalthaltigen Vitamin B_{12}.
Kobalt ist wichtig für: den Menschen als Bestandteil des Vitamins B_{12} sowohl für die Bildung der roten Blutkörperchen als auch für den Aufbau von Zellkernen durch Aktivierung vieler Enzyme. Kobalt scheint für die Jodaufnahme in die Schilddrüse wichtig zu sein und für das Herauslösen von Eisen aus den Speichern.
Kobaltmangel führt zur: perniziösen (lebensbedrohenden) Anämie, denn Kobalt geht mit dem Intrinsic-Faktor in der Magenschleimhaut eine Verbindung ein, die die Aufnahme von Vitamin B_{12} erst ermöglicht.
Kobaltüberschuß führt zu: Störungen des Herzens, da Kobalt antagonistisch zu Calcium wirkt und die Herzmuskeln durch Calciummangel geschwächt werden.

Molybdän (Mo) – gehört zum »Katerfrühstück«

Allgemeines: Molybdän ist ein lebenswichtiges Spurenelement. Es ist an der Einlagerung des Fluors in den Zahnschmelz beteiligt.
Durchschnittlicher Tagesbedarf: etwa 500 Mikrogramm.
Molybdän ist enthalten in: Hülsenfrüchten, Getreide, Haferflocken und Vollkornbrot sowie in geringeren Mengen auch in Kartoffeln, Reis, Eiern, Nudeln, Spinat, Bohnen und Leber.
Achtung: Trinkt jemand bei Molybdänmangel schwefelhaltige Alkoholika (wie zum Beispiel viele Weinsorten), so ist ihm ein gehöriger »Kater« sicher, auch wenn der bedauernswerte Mensch nur wenige Schlucke zu sich genommen hat. Menschen mit erhöhten Harnsäurewerten im Blut haben sehr häufig einen Molybdänmangel.
Molybdän ist wichtig für: mindestens 3 wichtige Enzyme, in denen es enthalten ist: zum Beispiel in der Sulfitoxidase, welche die für den Stoffwechsel giftigen Sulfite in harmlose Sulfate umwandelt. Sulfite sind besonders in alkoholischen Getränken, gepökelter Wurst und Schinken sowie in getrockneten und geschwefelten Früchten und vielen industriell bearbeiteten Lebensmitteln vorhanden. Einige Enzyme, die Molybdän enthalten, sind wichtig für den Fettstoffwechsel, die Mobilisierung von Eisen und Kupfer und den Sauerstoff-Stoffwechsel.
Molybdänmangel führt zu Sulfitüberempfindlichkeit: Diese Menschen reagieren auf diese Lebensmittel mit Kopfschmerzen, Kreislaufstörungen und Magen-Darm-Beschwerden. Bei extremer Sulfitüberempfindlichkeit kann es zu Atembeschwerden bis hin zur Atemnot, zu Bewußtlosigkeit, Benommenheit, niedrigem Blutdruck, Bauchkrämpfen mit starkem Durchfall, Schwellungen in Armen und Beinen, Hautrötungen oder Juckreiz bis hin zu Ekzemen, Ödemen an Händen, Füßen und um die Augen herum bis hin zum schweren Schock kommen. Auch Alkohol kann nur von der Leber abgebaut werden, wenn das molybdänhaltige Enzym Aldehydoxidase ausreichend vorhanden ist. Sulfite sind auch in schwefelhaltigen Medikamenten vorhanden (einige Antibiotika, Beruhigungs-

mittel, Herz-Kreislaufmittel, Asthmamittel, Schmerzmittel usw.). Einige Wissenschaftler machen die Sulfite in diesen Medikamenten verantwortlich für allergische Reaktionen bei bestimmten Patienten, wenn diese Menschen insbesondere an Molybdänmangel leiden. In einigen Studien konnte gezeigt werden, daß Karies der Zähne gehäuft mit Molybdänmangel einhergeht. Molybdän ist für das Enzym Xanthinoxidase notwendig, das Xanthin in Harnsäure umwandelt. Fleisch, Wurstwaren, Spargel und Bier enthalten viele Xanthine (Purine). Bei Molybdänmangel können Xanthine nicht abgebaut werden, und es kommt zu Gichtanfällen, weil gleichzeitig die Harnsäure nicht ausgeschieden werden kann.
Interessanterweise sprechen auch erniedrigte Harnsäurewerte unter 4 Milligramm für einen Molybdänmangel.
Molybdänüberschuß führt zu: Wachstumsverzögerungen, Durchfällen und Unfruchtbarkeit (bei Ratten). Kupfer wird vermehrt ausgeschieden. Man nimmt an, daß der Mensch ähnlich auf zuviel Molybdän reagiert.

Fluor (F) – starke Waffe gegen Karies

Allgemeines: In vielen Ländern wird Fluor dem Trinkwasser zur Karies-Prophylaxe zugegeben. Dadurch geht Karies tatsächlich zurück. Einige Wissenschaftler geben zu bedenken, daß Magnesium mit Fluor das unlösliche Magnesiumfluorid bildet und es zum schädlichen Magnesiummangel kommt. Fluor verdrängt auch Kalium aus den Zellen.
Durchschnittlicher Tagesbedarf: 0,4 bis 0,7 Milligramm, zur Kariesprophylaxe etwa 1 Milligramm.
Fluor ist enthalten in: Fleisch, Fisch, Karotten, Spargel, Walnüssen, Vollkorngetreide, Schwarztee und Heilwässern.
Achtung: Wenn Sie mehr als 2 Milligramm am Tag zu sich nehmen, kommt es zu braunen Flecken (= Defekten) am Zahnschmelz. Geben Sie Kindern Fluoridtabletten nur nach Anweisungen des Zahnarztes. Wer sehr viel Schwarztee trinkt, nimmt bis zu 3 Milligramm Fluor auf.

Fluor ist wichtig für: den Aufbau von Zähnen und Knochen. Es wirkt der Osteoporose entgegen.
Fluormangel führt zu: Karies und weichen Knochen. Fluorsalze werden zur Therapie der Osteoporose eingesetzt (zusammen mit Kalium, Magnesium und Vitamin D).
Fluorüberschuß führt zu: weißen oder braunen Flecken am Zahnschmelz, Störungen von Wachstum, Schilddrüse, Nieren und Knochen. Gelenke schwellen schmerzhaft an.

Lithium (Li) – für die Psyche und das Abwehrsystem

Allgemeines: Der Psychiater John Cade hat 1949 die Bedeutung des Lithiums für die Nervenzellen erkannt.
Durchschnittlicher Tagesbedarf: ist noch nicht eindeutig bekannt.
Lithium ist enthalten in: sehr vielen Lebensmitteln in ausreichenden Mengen.
Achtung: Manche Menschen können Lithium nicht gut aus der Nahrung aufnehmen. Viele Menschen haben erblich bedingt einen stark erhöhten Bedarf an Lithium.
Lithium ist wichtig für: die Regulierung des Natriumgehaltes aller Zellen und somit für den Kochsalz-Haushalt, den Blutdruck und die Informationsleitung an allen Nervenzellen.
Lithiummangel führt zu: Stimmungsschwankungen, Antriebslosigkeit, Melancholie bis hin zu manisch-depressiven und aggressiven Depressionen. Lithiumgaben mildern die Leukozytenabnahme bei Chemo- und Radiotherapie.
Lithiumüberschuß führt zu: Störungen der Herzfunktion (EKG), der Nieren, des Magen-Darm-Traktes und der Haut (Ekzeme). Er kommt nur bei lange dauernder Lithiumtherapie vor, wenn der Lithiumspiegel im Blut nicht ausreichend kontrolliert wird.

Vanadium (V) – sorgt für überraschende Erkenntnisse

Allgemeines: Vanadium ist erst vor wenigen Jahren als Spurenelement entdeckt worden.

Durchschnittlicher Tagesbedarf: etwa 1 bis 2 Milligramm.
Vanadium ist enthalten in: Fisch und ungesättigten Fettsäuren wie Pflanzenölen (Sonnenblumen, Soja, Mais, Disteln), Rettich und Dill.
Achtung: Wer viel Pflanzenöle in seiner Küche benutzt, bekommt keinen Vanadiummangel.
Vanadium ist wichtig für: die Steuerung des Fettstoffwechsels und schützt zusammen mit anderen Nährstoffen vor Osteoporose und Karies.
Vanadiummangel führt zu: Störungen des Cholesterinstoffwechsels und damit zu Arteriosklerose. Auch Diabetes scheint eine Folge zu sein.
Vanadiumüberschuß ist nicht bekannt.

Zinn (Sn) – Bedeutung noch voller Rätsel

Allgemeines: Zinn wurde erst 1970 als Spurenelement erkannt.
Durchschnittlicher Tagesbedarf: etwa 1 bis 3 Milligramm.
Achtung: Eine abwechslungsreiche Kost läßt keine Mängel aufkommen. Weißblechdosen von Konserven enthalten viel zuviel Zinn, das erst mit Sauerstoff der Luft freigesetzt wird. Lassen Sie keine Lebensmittel in geöffneten Dosen stehen.
Zinn ist wichtig für: das Wachstum und die Bildung des für die Verdauung wichtigen Hormons Gastrin.
Zinnmangel führt zu: Störungen der Nierenfunktion. Hier wird eine der Ursachen für die essentielle Hypertonie vermutet.
Zinnüberschuß führt zu: Erbrechen, Magenkrämpfen, Durchfall und starken Kopfschmerzen.

Nickel (Ni) – entpuppt sich zunehmend als nützlich

Allgemeines: Seit 1920 wird angenommen, daß Nickel ebenfalls ein Spurenelement ist.
Durchschnittlicher Tagesbedarf: etwa 0,5 Milligramm.

Nickel ist enthalten in: Bohnen, Sojabohnen, Spinat, Kakao, Hefe und Senfölen.

Achtung: Sogenannte »Kontaktallergien« an der Haut zeigen sich bei allergischer Reaktion mit Nickellegierungen. Fast aller metallhaltiger Modeschmuck bis hin zu Hosenknöpfen enthält Nickel. Betroffene sollten auf andere Schmuckmaterialien ausweichen.

Nickel ist wichtig für: die Speicherung des Traubenzuckers (Glykogen) in der Leber. Es scheint einen positiven Effekt auf die Insulinwirkung bei erhöhtem Blutzucker zu haben, sowie auf die Dämpfung von Streßfolgen. Offenbar mildert es die Wirkung des Streßhormons Adrenalin. Nickel scheint für die Bildung von Nucleinsäuren im Zellkern (DNS, RNS) wichtig zu sein.

Nickelmangel führt zu: blassem Aussehen. Man findet ihn häufig bei Patienten mit Leberschrumpfung, chronischem Nierenversagen und Schuppenflechte.

Nickelüberschuß wird häufig bei Patienten beobachtet, die einen Herzinfarkt, Schlaganfall sowie Gebärmutterkrebs und schwangerschaftsbedingte Stoffwechselentgleisungen haben. Raucher inhalieren das sehr giftige Nickel-Carbonyl, das für die Tumorentstehung mitverantwortlich gemacht wird.

VII Die Fettsäuren

Nicht nur Dickmacher

Auf der Anklagebank hätten sie einen Stammplatz, wenn die »menschlichen Schwächen« ihr eigenes Rechtssystem besäßen: die Fette. »Nicht schuldig!« beteuern die Fette und ihre Verteidiger. Aber niemand mag ihnen so recht glauben – auch die anwesenden Journalisten nicht. Und so werden die Angeklagten dann in riesigen Schlagzeilen verunglimpft, bevor sie überhaupt rechtskräftig verurteilt wurden: DIE DICKMACHER SIND SCHULD!

Wir Menschen glauben den Schlagzeilen nur zu gern, sind wir doch ständig auf der Suche nach einem »Prügelknaben«, dem wir die Schuld an den überschüssigen Pfunden in die Schuhe schieben können. Und so stehen die Fette als »Dauer-Angeklagte« immer in einem schlechten Licht, auch wenn immer neue Beweise für ihre Unschuld erbracht werden. Die Fette, oder genauer Fettsäuren werden in gesättigte, ungesättigte und mehrfach ungesättigte Fettsäuren unterteilt. Sie haben einen wichtigen Stammplatz in der Palette der lebensnotwendigen Nährstoffe. Nur im Übermaß zugeführte gesättigte Fettsäuren machen dick, die ungesättigten sind der Kraftstoff des Stoffwechsels. Die Fettsäuren sollten aber nie allein therapeutisch eingesetzt werden, da sie leicht oxidieren können und somit im Körper »ranzig« werden. Unbedingt müssen alle übrigen fehlenden Bausteine entsprechend dem gesamten Mangelprofil zugesetzt werden. Eine Therapie muß immer individuell und zielgerichtet für einen Menschen und sein Krankheitsbild bestimmt werden.

Gesättigte Fettsäuren – machen »Unersättliche« dick

Allgemeines: Gesättigt bedeutet, daß eine solche Fettsäure nicht in der Lage ist, ein Wasserstoffatom aufzunehmen.
Durchschnittlicher Tagesbedarf: etwa ein Drittel der Gesamt-Fettsäure-Zusammensetzung in der Nahrung. Also etwa 300 bis 400 Kilokalorien je nach Schwere der körperlichen Anstrengung. Dabei enthält 1 Gramm Fett 9 Kilokalorien.
Achtung: Nur die gesättigten Fette machen – im Übermaß genossen – dick. Das zeigt sich, wenn wir die Mengen des Fettverzehrs – insbesondere der gesättigten Fettsäuren – in Hinblick auf die Anzeige der Waage und die Kleidergrößen betrachten.
Gesättigte Fettsäuren sind enthalten in: tierischer Nahrung wie Fleisch, Milch, Käse, Butter und Eiern. Auch Pflanzen wie Avocados und Kokosnüsse enthalten überwiegend gesättigte Fettsäuren.
Gesättigte Fettsäuren sind wichtig für: die Wärmeisolierung des Körpers und den Energiestoffwechsel.
Mangel an gesättigten Fettsäuren führt zu: Schlappheit, Müdigkeit und drosselt die Hormonproduktion.
Überschuß an gesättigten Fettsäuren führt zu: einem erhöhten Cholesterinspiegel mit all seinen Risiken und macht dick.

Ungesättigte Fettsäuren – der Kraftstoff des Stoffwechsels

Allgemeines: Die ungesättigten Fettsäuren sind lebensnotwendig, weshalb sie auch zusammen mit den mehrfach ungesättigten Fettsäuren »Vitamin F« genannt werden. Selbst bei fettarmer oder gar fettfreier Ernährung wird Nahrungsenergie aus Kohlenhydraten und überschüssigen Eiweißen der Leber in Triglyceride oder Cholesterin umgewandelt und im Fettgewebe und in der Leber gespeichert. Fette sind auch zur Isolation gegen Wärme und Kälte notwendig. Für den Fettstoffwechsel sind diverse Vitamine, Mineralstoffe, Spurenelemente und Aminosäuren – insbesondere Methionin – notwendig. Die fettlöslichen Vitamine A, Beta-Carotin, D, E und K können nur in Gegenwart von Fetten aufgenommen werden. An die ungesättigten Stellen (Bindungen) kann sich leicht aktiver Sauerstoff binden, wodurch diese Fette »ranzig« werden. Die Antioxidantien schützen die Fettsäuren vor dieser Gefahr.

Durchschnittlicher Tagesbedarf: etwa ein Drittel der Gesamt-Fettsäure-Zusammensetzung in der Nahrung. Also etwa 300 bis 400 Kilokalorien je nach Schwere der körperlichen Anstrengung. Dabei enthält 1 Gramm Fett 9 Kilokalorien.

Ungesättigte Fettsäuren sind enthalten in: den Ölen aus Disteln, Baumwollsaat, Mais, Sonnenblumen, Soja, Raps und Weizen. Linolsäure erhöht die Ausscheidung von Natrium.

Achtung: Beobachtungen zeigen, daß Menschen mit zunehmendem Alter immer weniger nützliches PG1 im Verhältnis zu PG2 bilden können, daher benötigen sie besonders viele mehrfach ungesättigte Fettsäuren.

Ungesättigte Fettsäuren sind wichtig für: das Leben ganz allgemein, weil sie zum Beispiel die Bestandteile der Zell- und Zellorganellmembranen als phosphorhaltige Fettsäuren darstellen. Bei den ungesättigten Fettsäuren spielen insbesondere die Linol- und Arachidonsäure eine große Rolle für die Synthese von Hormonen, Gewebshormonen, Gallensäuren, Enzymen sowie für die Fettsäureanteile der Zellmembranen. Wichtig sind ungesättigte Fettsäuren auch für die Bildung der Tränenflüssigkeit. Gerade Menschen, die Kontaktlinsen tragen oder an »trockenen Augen« leiden, brauchen vermehrt essentielle Fettsäuren sowie Pantothensäure, Vitamin B_6, Vitamin C und Zink. Die wichtigste doppelt ungesättigte Fettsäure ist die Linolsäure, weil aus ihr Linolen- und Arachidonsäure in ausreichendem Maße synthetisiert werden können, wenn das Zellmilieu stimmt. Aus Arachidonsäure werden PG2 und Leukotrien gebildet, vermehrt noch unter krankhaften Bedingungen wie zum Beispiel Entzündungen. PG2 und Leukotrien sorgen für Rötung, Schmerz und Schwellung im entzündeten Gewebe. Bei der Leukotrien-Bildung entstehen gleichzeitig »Freie Radikale«. Bei vielen Erkrankungen treten die Leukotriene vermehrt auf, wie zum Beispiel bei Asthma, Schuppenflechte, Bluthochdruck und Störungen im Immunsystem. Vermehrte

Nahrungszufuhr von Zucker, Alkohol, gesättigten Fettsäuren sowie zuviel ultraviolette Strahlen bei übermäßigen Sonnenbädern führen zu einer vermehrten Bildung des ungünstigen PG2, ebenso eine Reihe von Medikamenten (zum Beispiel Aspirin). Eicosapentaensäure (EPA) hemmt die Biosynthese von PG2 und der Leukotriene. Letztlich bestimmt also die Nahrungszusammensetzung die Mengenverhältnisse des günstigen PG1 und ungünstigen PG2 im Körper. Beobachtungen zeigen, daß Menschen mit zunehmendem Alter immer weniger nützliches PG1 im Verhältnis zu PG2 bilden können, daher benötigen sie besonders viele mehrfach ungesättigte Fettsäuren, aus denen PG1 entsteht.
Mangel an ungesättigten Fettsäuren führt zu: Hormonmängeln bis hin zu Störungen der Fortpflanzung, trockener Hornhaut, trockener schuppender Haut, Akne und brüchigen Haaren. Besonders ausgeprägt ist dies bei Mangel an Linolsäure in Verbindung mit Mängeln an weiteren Bausteinen.
Überschuß an ungesättigten Fettsäuren führt zu: vermehrter Bildung von PG2 mit den oben angegebenen Risiken besonders für Herz und Kreislauf.

Mehrfach ungesättigte Fettsäuren – gehen runter wie Öl

Allgemeines: Mehrfach ungesättigte Fettsäuren kann der Körper nicht aus gesättigten Fettsäuren aufbauen, weshalb sie auch essentielle oder lebenswichtige Fettsäuren genannt werden.
Durchschnittlicher Tagesbedarf: etwa ein Drittel der Gesamt-Fettsäure-Zusammensetzung in der Nahrung. Also etwa 300 bis 400 Kilokalorien je nach Schwere der körperlichen Anstrengung. Dabei enthält 1 Gramm Fett 9 Kilokalorien.
Mehrfach ungesättigte Fettsäuren sind enthalten in: Pflanzenölen wie Distelöl, Sonnenblumenöl, Traubenkernöl, Maiskeimöl und Olivenöl. Aber auch im Fett von Seefischen, die in besonders kaltem Wasser zu Hause sind, wie zum Beispiel Lachs, Makrele, Hering und Sardinen, sind diese enthalten.

Achtung: Schon im letzten Jahrhundert war unter Eingeweihten bekannt, daß das Nachtkerzenöl zusammen mit Magnesium die Folgen eines zu üppigen Weingenusses an den Nervenenden und an Gefäßen teilweise verhindern beziehungsweise aufheben kann.

Mehrfach ungesättigte Fettsäuren sind wichtig für: die Energiegewinnung. Allein der Herzmuskel erzeugt etwa 70 Prozent seiner Energie aus diesen Fetten, und auch die übrigen Muskeln wären ohne diese Fette reichlich schlapp und träge. Eine besonders gute Wirkung wird der Gamma-Linolensäure (GLA) in schwarzen Johannisbeeren und aus den Samen der Nachtkerzen beigemessen. Die aus Amerika stammende Ölpflanze wurde früher bei den Engländern »King's Pure Oil« genannt. Die Indianer in Nordamerika setzten das Nachtkerzenöl bei Hauterkrankungen und Atemwegserkankungen ein. Hat die Mutter viel GLA, enthält auch die Muttermilch sehr viel Gamma-Linolensäure. Diese gestillten Babys haben seltener Milchschorf und Neurodermitis als die »Flaschenkinder«, denn die Kuhmilch enthält keine GLA. Auch Erwachsenen mit Neurodermitis fehlt insbesondere GLA. Essentielle Fettsäuren sind neben der mehrfach ungesättigten Linolensäure, Eicosapentaensäure (EPA) und Docosahexaensäure (DHA), aus Fischen auch die ungesättigte Linolsäure und Arachidonsäure. Die Samen von Soja und Raps enthalten auch etwas EPA. Alpha-Linolensäure (ALA) kommt in dem Öl von Lachsen vor. Je kälter das Meereswasser ist, desto höher ist der Anteil an EPA in den Fischen als »Gefrierschutz«. Diese Fettsäuren sind für die Zellmembranfunktionen besonders wichtig.

Dank der verhältnismäßig hohen Seefischmengen in der Nahrung nehmen die Eskimos besonders viel EPA, DHA und teilweise auch ALA zu sich, außerdem Selen. Die Ureinwohner Grönlands, die zu Dänemark gehören, haben 10mal so selten Herzinfarkt, Arteriosklerose und erhöhten Blutdruck wie die Einwohner Dänemarks auf dem Festland. Außerdem leiden die Eskimos relativ selten an Krebserkrankungen. Diese positiven Kreislaufergebnisse zeigen aber nur die Eskimos, die noch hauptsächlich Fisch essen. Auch Japaner, die ebenfalls sehr viel

Fisch essen, haben im Durchschnitt bessere Kreislaufverhältnisse als wir in den westlichen Industriestaaten. Um genügend essentielle Fettsäuren zu bekommen, sollten Sie mindestens 2- bis 3mal in der Woche etwa 150 bis 200 Gramm weiße Meeresfische essen, insbesondere Lachs, Makrele, Hering und Sardinen.

Da Fische heute durch die Meeresverschmutzung zunehmend Schwermetalle enthalten, ist es wichtig zu wissen, daß die Entgiftungsfunktionen von Leber und Niere bei einem normalen Zellmilieu so optimiert sind, daß diese Schwermetalle entgiftet und ausgeschleust werden. Aus den mehrfach ungesättigten Fettsäuren wird das »Gewebshormon« PG1 gebildet, wenn genügend Vitamin B_1, Vitamin B_6, Zink und Magnesium in den Speichern der Zellen vorhanden sind. PG1 sollte bei bestehenden Herz- und Gefäßkrankheiten besonders vermehrt gebildet werden, denn es senkt Cholesterin und verhindert das Aneinanderlagern von Blutplättchen (Thrombose). Da es die Gefäße erweitert, senkt es erhöhten Blutdruck und wirkt Herz- und Kreislauf-Erkrankungen entgegen.

Mangel an mehrfach ungesättigten Fettsäuren führt zu: einem Mangel an PG1, was viele Krankheiten in ihrer Entstehung begünstigt: Magen- und Darmkrankheiten, Neurodermitis, Psoriasis, Arthritis, Migräne, Autoimmunkrankheiten, Rheuma, Darmkrebs, Brustkrebs, Diabetes, Entzündungen, Infektanfälligkeit, Grippe, Erkältungskrankheiten, Asthma, Allergien, Nasennebenhöhlenentzündungen, Nierenerkrankungen und Multiple Sklerose, prämenstruelles Syndrom, Störungen der Regelblutung und Sonnenbrand. Einige Tage vor Einsetzen der Regel bemerken viele Frauen eine Gewichtszunahme durch Einlagerung von Wasser ins Bindegewebe sowie ziehende Schmerzen in den Brüsten oder auch im Unterbauch. Stimmungsmäßig zeigen sie eine vermehrte Reizbarkeit und Stimmungsschwankungen bis hin zu Depressionen, die manchmal 1 bis 2 Wochen vor der Menstruation auftreten können. Bei einigen Frauen sind diese Symptome auch mit Akne und Hautekzemen verbunden. Diesem Syndrom liegt meist eine Mangelkombination aus Linolensäure, Eicosapentaensäure (EPA) und Vitamin B_6 zugrunde. Bei der Zuckerkrankheit sieht man mit zunehmender Dauer der Erkrankung häufig Störungen insbesondere der Augen, des Herzens, der Gefäße und der Nieren. Durch gezielte Gaben von essentiellen Fettsäuren sowie von meist fehlendem Zink, Kupfer und diversen anderen Bausteinen lassen sich diese Folgeschäden sehr häufig weitgehend vermeiden und sogar wieder bessern.

Überschuß an mehrfach ungesättigten Fettsäuren führt zu: Störungen des Stoffwechsels. Wenn die Fettsäuren im erheblichen Übermaß zugeführt werden, werden sie leicht »ranzig« und lagern sich dann an Zellmembranen und Gefäßwänden ab.

Die Fettsäuren insgesamt haben also einen wichtigen Stammplatz in der Palette der lebensnotwendigen Nährstoffe. Nur zu viele gesättigte Fettsäuren machen dick, die ungesättigten sind der Kraftstoff des Stoffwechsels. Die Fettsäuren sollten aber nie allein therapeutisch eingesetzt werden, da sie oxidieren und im Körper leicht »ranzig« werden. Unbedingt müssen fehlende Bausteine entsprechend dem gesamten Mangelprofil, zielgerichtet für das individuelle Krankheitsbild eines Menschen, zugesetzt werden.

VIII Aminosäuren und Eiweiße (Proteine)

Urbausteine des Lebens

Die Aminosäuren sind die eigentlichen Bausteine des Lebens. Wenn man der modernen Wissenschaft Glauben schenken will, sind die Aminosäuren in einer Atmosphäre aus Wasserdampf, Methan und Kohlendioxid unter starken elektrischen Entladungen mit Hilfe des Kohlenstoffatoms entstanden. In dieser sogenannten »Ursuppe« aus Wasserstoff, Sauerstoff und Stickstoff haben sich die grundlegenden Atome zu Aminosäuren vereinigt, die die Grundstruktur des Lebens schlechthin begründet haben.
Diese Aminosäuren werden über den Darm aufgenommen und im Körper zu körpereigenen Eiweißstrukturen zusammengesetzt, wobei jedes Eiweiß (Protein) aus verschiedenen Sequenzen von Aminosäuren zusammengesetzt wird. Man könnte sagen, daß das Leben aus verschiedenen Kombinationen der 21 Aminosäuren geschrieben wird – wie ein Buch aus den 26 Buchstaben des Alphabets.
Ein 75 Kilogramm schwerer Mensch besteht aus etwa 14 Kilogramm Eiweißen. Die Körperzellen werden ständig repariert und erneuert. Nach Forschungen in Zusammenarbeit mit Prof. A. N. Sagredos (Natec-Institut, Hamburg) beträgt der tägliche Mindestbedarf eines 75 Kilogramm schweren Erwachsenen etwa 30 Gramm, der Tagesbedarf 90 bis 100 Gramm. Schwangere und Stillende brauchen etwa die 1,5fache Menge, Kinder und Jugendliche das Doppelte.
Die Aminosäuren sind insgesamt für den Stoffwechsel des Körpers unerläßlich. So ist beispielsweise das körpereigene Eiweiß der Muskeln aus Aminosäuren aufgebaut. Ferner werden alle

Enzyme, Hormone, Blutzellen und vieles mehr zu wesentlichen Teilen aus Aminosäuren hergestellt. Zum Beispiel besteht auch das Eiweiß Hämoglobin, der Blutfarbstoff in den roten Blutkörperchen, aus einer Kombination von 580 Aminosäuren.

In der Eiweißstruktur gibt es charakteristische Ketten- und Raumstrukturen. Langgestreckte Eiweißketten finden wir in den Stütz- und Struktursubstanzen, wie zum Beispiel Keratin, Collagen, Elastin und so weiter. Keratin ist der wesentliche Bestandteil der Haare und Nägel. Collagen gibt dem Bindegewebe eine feste Struktur. Globuline sind für die körpereigenen Abwehrstoffe besonders wichtig. Albumine sind sogenannte Carrier, also Transport- und Botenstoffe.

Die Aminosäuren werden in essentielle (lebensnotwendige) und nicht essentielle (nicht unbedingt lebensnotwendige) Aminosäuren unterteilt. Essentiell sind die acht Aminosäuren: Isoleucin, Leucin, Lysin, Methionin, Phenylalanin, Threonin, Tryptophan, Valin. Eine Sonderrolle als Durchgangsstationen des Aminosäuren-Stoffwechsels spielen Histidin und Ornithin. Bedingt lebensnotwendig sind Cystin und Tyrosin. Als nicht essentiell gelten Arginin, Alanin, Asparaginsäure, Glutaminsäure, Glutamin, Glycin, Prolin und Serin, weil diese Aminosäuren aus den essentiellen Aminosäuren bei Bedarf gebildet werden können. Es zeigt sich aber immer deutlicher, daß auch diese Aminosäuren unbedingt in ausreichenden Mengen zugeführt werden müssen.

Wenn nicht genügend Salzsäure und Bauchspeicheldrüsenenzyme vorhanden sind, werden die Nahrungseiweiße – statt verdaut zu werden – von Bakterien im Darm zersetzt, wodurch vermehrt Darmgase auftreten. Dabei entstehen Stoffe, die für den Stoffwechsel des Körpers wiederum giftig sind und auch das Wachstum schädlicher Bakterien im Darm fördern, mit denen wir nicht in Symbiose (Lebensgemeinschaft) leben. Diese unphysiologischen Darmbakterien rauben viele Vitamine, Mineralstoffe, Spurenelemente und Fettsäuren. Die gesamte Verdauung und somit der Stoffwechsel kommen hierdurch aus dem Gleichgewicht.

Die Synthese dieser Eiweißstrukturen ist gestört, wenn auch nur eine einzige essentielle Aminosäure in nicht ausreichender Menge vorhanden ist. Deshalb müssen ständig alle essentiellen Aminosäuren in ausreichender Menge im Serum des Blutes und insbesondere im Zellmilieu vorhanden sein. Um dieses Ziel zu erreichen, ist es besonders wichtig, mit der Nahrung zumindest die essentiellen, möglichst aber alle Aminosäuren zu sich zu nehmen. Dabei sollten pflanzliche (zwei Drittel) und tierische Eiweiße (ein Drittel) gut gemischt sein, denn die verschiedenen Nahrungsmittel haben sehr unterschiedliche Anteile an den einzelnen Aminosäuren. Aminosäuren sind gegen Erhitzen relativ empfindlich. Bereits bei 43 Grad Celsius beginnen sie, sich unwiederbringlich zu verändern (denaturieren). Dadurch werden sie für die Eiweißsynthese im Körper zum Teil unbrauchbar und können nur noch als Energiespender benutzt werden. Bevorzugen Sie daher Rohkost, sie enthält besonders viele wertvolle (nicht denaturierte) Aminosäuren. Allein hier zeigt sich, daß eine abwechslungsreiche Mischkost besonders geeignet ist, alle Bausteine in genügender Variationsbreite zu sich zu nehmen. Für die Beurteilung einer ausreichenden Eiweißzufuhr ist also nicht die gesamte Verzehrmenge allein zu beachten, sondern die Menge an wirklich verwertbarem Eiweiß (Aminosäuren). Die Aminosäuren als Bausteine sind durch keine Xeno (=Fremd)-Bausteine zu ersetzen, insbesondere nicht die essentiellen Aminosäuren.
Bei einem Überangebot an Eiweißen kann der Körper diese in Kohlenhydrate und Fette umwandeln und somit Energie aus Eiweißen beziehen. Bei Mangel an Geschlechtshormonen können die mit der Nahrung eventuell ausreichend zugeführten verwertbaren Aminosäuren nicht zur Synthese körpereigener Eiweiße in ausreichendem Maße genutzt werden. Nachlassen der Fruchtbarkeit beziehungsweise Zeugungsunfähigkeit sind die Folge, insbesondere wenn weitere Nährstoffmängel dazukommen. In der gestörten Eiweißsynthese liegt auch eine der Ursachen für körperlichen, psychischen und geistigen Abbau mit zunehmendem Alter, vorzeitiges Altern sowie für die Ausbildung diverser Alterserkrankungen wie zum Beispiel Alters-

diabetes, neurologische Erkrankungen, Lebererkrankungen, Verwirrtheitszustände, Skelett- und Gelenkserkrankungen.
Für den Aminosäurestoffwechsel sind auch die B-Vitamine, diverse Mineralstoffe, Spurenelemente und die essentiellen Fettsäuren notwendig. Eine zu niedrige Eiweißzufuhr führt auch zu einer Erhöhung der Cholesterinwerte im Blut, selbst wenn die Nahrung cholesterinfrei bis cholesterinarm ist. Die Aminosäuren sind ihrerseits an der Aufnahme, Verwertung und dem Transport der Vitamine, Mineralstoffe, Spurenelemente und Fettsäuren stark beteiligt.
Die eiweißaufbauende Wirkung der Androgene (männliche Geschlechtshormone) führt zu einer Vermehrung der eiweißreichen Zwischenzellsubstanzen des Knorpel- und Knochengewebes. Viele Kraftathleten, Bodybuilder und Hochleistungssportler nehmen androgenhaltige Anabolika (Doping) ein, um ihre Muskelmasse zu steigern. Dadurch bringen sie ihren Stoffwechsel allerdings in gesundheitsschädigender Weise durcheinander.
Eine negative Aminosäurenbilanz führt zu echtem Substanzverlust praktisch aller Organe, Körperstrukturen, Hormone und Enzyme (zum Beispiel Insulin). Deswegen sehen Marathonläufer auch meist »abgezehrt« aus, noch stärker allerdings Unterernährte und Schwerkranke. Eiweißverzehrende Krankheiten wie zum Beispiel Krebs, Tuberkulose und schweres Fieber, aber auch Operationen, Chemotherapie und Bestrahlungen führen zu einem enorm großen Bedarf an Aminosäuren und allen übrigen Bausteinen. In solchen Fällen werden Aminosäurelösungen meist als Infusionen gegeben: leider enthalten sie meist nur die acht essentiellen Aminosäuren. Notwendig ist allerdings die gezielte Gabe aller fehlenden Bausteine entsprechend des individuellen Bedarfes. Bei diesen schweren Krankheiten und den starken Nebenwirkungen der Therapien ist die Zell-Milieu-Medizin besonders hilfreich.
Aminosäurepräparate sollten nur nach vorhergehender Analyse der tatsächlich vorhandenen Bausteinemengen eingenommen werden, da eine Überdosierung von bestimmten Aminosäuren Krankheitssymptome oder gar Krankheiten auslösen

kann. Das trifft insbesondere dann zu, wenn angeborene Enzymdefekte zu Störungen des Eiweißstoffwechsels führen. Als Beispiel sei der sogenannte Brenz-Traubensäure-Schwachsinn genannt. Eine zu hohe Aminosäurenzufuhr belastet den gesamten Stoffwechsel aller Bausteine. Insbesondere sollte tierisches Eiweiß höchstens ein Drittel der gesamten Eiweißzufuhr am Tag ausmachen. So kann eine extreme Zufuhr tierischen Eiweißes, wie zum Beispiel die Gaumenfreude eines ganzen Hummers, zu einem »Eiweißschock« (Allergie) führen. Mit der »Drittel-Diät«, die in Kapitel VIII beschrieben wird, sind Sie voll ausbalanciert.

Essentielle Aminosäuren

Isoleucin

Allgemeines: Isoleucin ist eine essentielle Aminosäure.
Durchschnittlicher Tagesbedarf: etwa 0,4 Gramm.
Achtung: Bei Streß ist der Bedarf an Isoleucin stark erhöht.
Isoleucin ist wichtig für: den Fettstoffwechsel und für das Nervensystem und bildet Coenzyme.
Isoleucinmangel führt zu: Fettstoffwechselstörungen und psychischen Erkrankungen bis hin zur Schizophrenie.

Leucin

Allgemeines: Leucin ist eine essentielle Aminosäure.
Durchschnittlicher Tagesbedarf: etwa 14 Gramm.
Leucin ist enthalten in: Vollkornbrot aus verschiedenen Getreidesorten. Ziehen Sie dieses daher dem aus Weizenmehl gebackenen Brot vor, das praktisch kein Leucin enthält. Um Leucin verstoffwechseln zu können, ist eine ausreichende Konzentration von Niacin (Vitamin B_3) notwendig.
Leucin ist wichtig für: die Bildung des Enzyms Acetyl-

Coenzym A und vieler Enzyme sowie für das Nervengewebe. Außerdem regt es das Hormonsystem an.
Leucinmangel führt zu: Beeinträchtigungen der Funktion vieler Organe, besonders der Leber und Schilddrüse. Dies führt zu Schwächezuständen, Krankheitsanfälligkeit und Appetitlosigkeit.

Lysin

Allgemeines: Lysin ist eine essentielle Aminosäure.
Durchschnittlicher Tagesbedarf: etwa 10 Gramm.
Achtung: Lysin fördert das Wachstum.
Lysin ist enthalten in: Fisch, Fleisch, Eiern, Gemüse, Hülsenfrüchten, Haferflocken und Getreide. Obst hat recht wenig Lysin.
Lysin ist wichtig für: das Wachstum, die Hormon- und Kollagenbildung, für die Blutgerinnung und die Abwehrzellen im Kampf gegen Viren, vor allem auch gegen Herpes-simplex-Viren, sowie den Mangantransport.
Lysinmangel führt zu: einer Schwächung des Abwehrsystems und zu Anämie, Erschöpfung und Schwindel, Übelkeit, Kopfschmerzen, Gehörschäden und Störungen des Wachstums.

Methionin

Allgemeines: Methionin ist eine essentielle Aminosäure. Methionin ist auch ein Antioxidans gegen die »Freien Radikale« und somit wichtig zur Prophylaxe der Arteriosklerose zusammen mit Vitamin E und den übrigen Antioxidantien.
Durchschnittlicher Tagesbedarf: etwa 0,7 Gramm.
Methionin ist enthalten in: Haferflocken, Fisch und Fleisch, nur sehr wenig in Getreide und in Nüssen.
Achtung: Methionin ist notwendig für die Entgiftungsfunktionen von Leber und Niere, indem es insbesondere in Zusammenarbeit mit Selen Schwermetalle bindet.
Methionin ist wichtig für: die Synthese von vielen wichtigen Enzymen und Eiweißstoffen im Körper, so auch für die Produktion des genetischen Informationsmaterials (DNS, RNS) sowie

für den Fettstoffwechsel, das Haarwachstum und die Pigmentbildung in Haut und Haaren. Wichtig ist es für die Bildung der Schilddrüsenhormone, des Insulins der Bauchspeicheldrüse, als schwefelhaltige Aminosäure auch für gute Wundheilung und besonders für den Selentransport.
Methioninmangel führt zu: Erkrankungen der Haut und zu seniler Demenz, dem vorzeitigen Altersschwachsinn.

Phenylalanin

Allgemeines: Phenylalanin gehört zu den essentiellen Aminosäuren.
Durchschnittlicher Tagesbedarf: etwa 7 Gramm in der linksdrehenden Form.
Phenylalanin ist enthalten in: Haferflocken, Eiern, Fisch und Fleisch.
Achtung: Es bremst auch Heißhunger und dämpft Schmerzen.
Phenylalanin ist wichtig für: die Funktionen von Gehirn und Nerven und dient als Grundsubstanz für Neurotransmitter (Botenstoffe im Gehirn).
Phenylalaninmangel führt zu: Störungen der Merk- und Konzentrationsfähigkeit und zu Depressionen.
Phenylalaninüberschuß führt zu: Erhöhung des Blutdrucks bei Hypertonie.

Threonin

Allgemeines: Threonin ist eine essentielle Aminosäure.
Durchschnittlicher Tagesbedarf: etwa 5 Gramm.
Achtung: Da Threonin in Getreide nur wenig vorkommt – ebenso wie Methionin und Cystin –, leiden viele Vegetarier an einem Threoninmangel, der zu Minderleistungen des Gehirns bis hin zu Verwirrungen führen kann.
Threonin ist wichtig für: den Stoffwechsel aller Aminosäuren. Threonin fördert auch das Knochenwachstum. Wichtig ist es auch für die Kupferverwertung.

Threoninmangel führt zu: Wachstumsstörungen und Verdauungsproblemen.

Tryptophan

Allgemeines: Tryptophan ist eine essentielle Aminosäure und ist am Stoffwechsel der Vitamine B_1, B_2 und B_6 intensiv beteiligt.
Durchschnittlicher Tagesbedarf: etwa 2 Gramm.
Tryptophan ist enthalten in: Fisch, Fleisch, Eiern, Haferflocken, Hülsenfrüchten und vielen Gemüsesorten, vermehrt auch in fettarmem Kakao ohne Zucker.
Achtung: Tryptophan regelt den Schlafrhythmus und sorgt für geistige und körperliche Fitneß.
Tryptophan ist wichtig für: den Nervenstoffwechsel. Aus L-Tryptophan wird im zentralen Nervensystem, in der Darmschleimhaut, Lunge und Milz der Neurotransmitter Serotonin gebildet. Tryptophan ist weiterhin notwendig zur Bildung von Antikörpern im Immunsystem und absolut notwendig für den Aufbau körpereigener Eiweiße. Es wirkt auch schmerzdämpfend, ist für die Bildung der Blutgerinnungsfaktoren und für den Zinktransport wichtig.
Tryptophanmangel führt zu: Schlafstörungen, vermehrter Migräneneigung, zu Depressionen und Altersschwachsinn. Bei Mangel an Tryptophan verspüren die Menschen einen Heißhunger auf Süßigkeiten. Aber Süßigkeiten gleichen nicht den Tryptophanmangel aus, sondern kosten viele Vitamine – besonders Vitamin B_1 und B_6 – und machen leider dick. Außerdem stören zu viele Süßigkeiten die normale Darmflora.
Tryptophanüberschuß führt zu: Unruhezuständen, erhöhtem Blutdruck und Muskelschmerzen.

Valin

Allgemeines: Valin ist eine essentielle Aminosäure.
Durchschnittlicher Tagesbedarf: etwa 9,5 Gramm.
Achtung: Es kommt leicht zur Fettleibigkeit, wenn außer Valin auch Phenylalanin, Methionin und Tryptophan fehlen.

Valin ist wichtig für: den Kohlenhydrat- und Zuckerhaushalt sowie für die Funktion von Nerven und Muskeln; auch für die Bildung des Hämoglobins (roter Farbstoff der roten Blutkörperchen).
Valinmangel führt zu: Störungen der Bewegungsabläufe, Schwäche der Muskeln, Muskelkrämpfen und zu Nervosität.
Valinüberschuß führt zu: Störungen des Hautstoffwechsels, Dermatitis linearis und zu Störungen des Hirnstoffwechsels bis hin zu Halluzinationen.

Semi-essentielle Aminosäuren

Histidin

Allgemeines: Histidin ist eine semi-essentielle Aminosäure.
Durchschnittlicher Tagesbedarf: etwa 7,5 Gramm.
Histidin ist reichlich enthalten in: Milchprodukten, Fisch, Fleisch, Eiern, Haferflocken und Sojabohnen, etwas auch in Gemüse, besonders in Hülsenfrüchten.
Achtung: Histidin ist zur Produktion der Alpha-Wellen-Aktivität des Gehirns notwendig. Die Alpha-Wellen sind Ausdruck einer tiefen Entspannung (besonders während der Meditation).
Histidin ist wichtig für: viele Körper- und Syntheseprozesse, so zum Beispiel in der Wachstumsphase der Kinder, für die Bildung des Hämoglobins, für sehr viele Enzyme des Nervenstoffwechsels und die Entgiftung von Schwermetallanreicherungen im Körper. Notwendig ist es auch für die Kupfer- und Zinkverwertung.
Histidinmangel führt zu: Wachstumsstörungen der Kinder mit geistiger Unterentwicklung sowie zu Störungen der intellektuellen Sprachentwicklung und zu rheumatischer Arthritis. Histidinmängel zusammen mit Niacin- und Pyridoxinmängeln führen zu mangelnder sexueller Erregbarkeit, Konzentrationsstörungen und Unruhezuständen.

Ornithin

Allgemeines: Ornithin ist eine semi-essentielle Aminosäure.
Durchschnittlicher Tagesbedarf: etwa 0,5 Gramm.
Ornithin ist wichtig für: das Immunsystem sowie für den Kohlenhydratstoffwechsel. Zusammen mit Arginin aktiviert es Hormone für den Aufbau von Muskelzellen.
Ornithinmangel führt zu: Infektanfälligkeit und zu Fettleibigkeit.

Bedingt essentielle Aminosäuren

Cystin

Allgemeines: Cystin ist eine bedingt essentielle Aminosäure.
Durchschnittlicher Tagesbedarf: etwa 0,5 Gramm.
Cystin ist enthalten in: Fisch und Fleisch, ein wenig auch in Eiern und Haferflocken.
Achtung: Cystin wird vermehrt verbraucht bei Konsum von Alkohol, Zigaretten und bei Zuckerkrankheit.
Cystin ist wichtig für: die Bildung von Abwehrzellen besonders in der Thymusdrüse, Milz und den Lymphknoten. Sie ist zusammen mit Glycin, Glutaminsäure, Niacin und Chrom ein Baustein sehr vieler bedeutender Enzyme im Stoffwechsel, wie zum Beispiel der Glutathion-Peroxydase und des Glucose-Toleranz-Faktors. Auch das Vitamin B_6 kann nur verwertet werden, wenn genügend Cystin anwesen ist. Wichtig ist es auch für den Zinktransport. Cystin gehört zu den antioxidativen Substanzen, den Fängern der »Freien Radikale«, und ist wichtig zur Entgiftung von Schwermetallen wie zum Beispiel Quecksilber und Blei.
Cystinmangel führt zu: brüchigen Haaren und Elastizitätsverlust der Haut und des Bindegewebes.

Tyrosin

Allgemeines: Tyrosin ist eine bedingt essentielle Aminosäure.
Durchschnittlicher Tagesbedarf: etwa 2,5 Gramm.
Achtung: Ohne Tyrosin werden Sie nicht braun, da die Haut keine braunen Pigmente (Melanin) bilden kann.
Tyrosin ist wichtig für: die Bildung zahlreicher Enzyme und als Eiweißbaustein. So wird Tyrosin zur Herstellung des Keratins in Haaren, Haut und Nägeln benötigt sowie zur Bildung der Schilddrüsenhormone. Auch die sogenannten Streßhormone, die Katecholamine, die bei Streß vermehrt ausgeschüttet werden und gleichzeitig zur Verhinderung von Depressionen notwendig sind, benötigen viel Tyrosin. Unbedingt notwendig ist es auch zur Bildung der Neurotransmitter (der Botenstoffe im Hirnstoffwechsel), des Hämoglobins und für viele weitere komplizierte Enzyme.
Tyrosinüberschuß führt zu: Störungen des Magen-Darm-Trakts bis hin zu Durchfällen und Erbrechen, zu Störungen des Leberstoffwechsels und bei Kindern zu verzögerter geistiger Entwicklung bis hin zu Schwachsinn und Krämpfen.

Nicht essentielle Aminosäuren

Arginin

Allgemeines: Arginin ist eine nicht essentielle Aminosäure.
Durchschnittlicher Tagesbedarf: etwa 3,5 Gramm
Achtung: Arginin ist notwendig zur Wundheilung und für die Beweglichkeit der Spermien.
Arginin ist wichtig für: viele Stoffwechselprozesse, wie zum Beispiel für den Zuckerstoffwechsel und die Insulinproduktion. Es aktiviert Hormone für den Aufbau von Muskelfasern und fördert den Fettabbau. Wichtig ist es auch für den Mangantransport.
Argininmangel führt zu: Unfruchtbarkeit des Mannes und zu

Impotenz (häufig) sowie zu Leberschäden und Gedächtnisstörungen.

Alanin

Allgemeines: Alanin ist eine nicht essentielle Aminosäure.
Durchschnittlicher Tagesbedarf: etwa 9 Gramm.
Alanin ist wichtig für: In der Natur kommt das sogenannte Beta-Alanin vor. Dieses Alanin ist ein Baustein der Pantothensäure, dem Vitamin B_5. Bei ausreichender Versorgung der Körperzellen mit Pantothensäure ist der Körper auch mit Alanin ausreichend versorgt.
Alaninmangel: Alleinige Mängel an Alanin und deren Folgen sind nicht bekannt.

Asparaginsäure

Allgemeines: Asparaginsäure ist eine nicht essentielle Aminosäure.
Durchschnittlicher Tagesbedarf: etwa 9,5 Gramm.
Achtung: Es ist bei der Entgiftung des Körpers beteiligt und stärkt die körperliche Leistungsfähigkeit.
Asparaginsäure ist wichtig für: den sogenannten Harnstoffzyklus, in dem Aminosäuren abgebaut und Harnstoff gebildet werden.

Asparagin

Allgemeines: Asparagin ist eine nicht essentielle Aminosäure.
Durchschnittlicher Tagesbedarf: etwa 0,5 Gramm.
Achtung: Untersuchungen haben ergeben, daß Mängel an Asparagin und Asparaginsäure die sportliche Leistungsfähigkeit mindern, was insbesondere für Hochleistungssportler von Interesse ist.
Asparagin ist wichtig für: den Hirn- und Nervenstoffwechsel

sowie für das Wachstum. Asparagin und Asparaginsäure sind am Aufbau des Glykoproteins beteiligt und sind notwendig zur Entgiftung des Ammoniaks, das bei dem Eiweißstoffwechsel des Körpers als giftiges Schlackenprodukt entsteht. Wichtig auch für den Zink- und Mangantransport.
Asparaginmangel führt zu: Muskelschwäche, Wachstums- und Nervenschwäche und vermindert die geistige Leistungsfähigkeit.

Glutaminsäure

Allgemeines: Glutaminsäure ist eine nicht essentielle Aminosäure.
Durchschnittlicher Tagesbedarf: etwa 8 Gramm.
Glutaminsäure ist wichtig für: den Stoffwechsel vieler anderer Aminosäuren wie zum Beispiel Histidin, Arginin, Ornithin, Prolin und Hydroxyprolin. Aus Glutaminsäure, Cystin und Glycin wird Glutathion gebildet. Dieses repariert an den Zellmembranen die durch Freie Radikale entstandenen Schäden mit Hilfe des Enzyms Glutathionperoxydase. Wichtig ist es auch für die Entgiftung der Umweltgifte.
Glutaminsäuremangel führt zu: Störungen der geistigen und körperlichen Leistungsfähigkeit, frühzeitiger Alterung, Infektanfälligkeit und erhöhtem Risiko für Krebserkrankungen.

Glutamin

Allgemeines: Glutamin ist eine nicht essentielle Aminosäure.
Durchschnittlicher Tagesbedarf: etwa 0,8 Gramm.
Glutamin ist enthalten in: Weizen.
Achtung: Dem Glutamin wird ein Einfluß auf die Intelligenz zugeschrieben. Es nimmt starken Einfluß auch auf den Kupfer-und Zinkstoffwechsel und den Magnesiumtransport. Es beschleunigt den Heilungsprozeß von Wunden und Geschwüren. Bei Alkoholikern wird es gegen die Nerven- und Gehirnstörungen und das Suchtverhalten eingesetzt.

Glutamin ist wichtig für: den Hirnstoffwechsel; es überwindet die sogenannte »Blut-Hirn-Schranke«. Es ist somit einer der wenigen Stoffe, die direkt vom Blut in die Nervenzellen des Gehirns übertreten können. Glutamin ist wichtig für viele enzymatische Stoffwechselfunktionen und Entgiftungsfunktionen. Bei Störungen des Eiweißstoffwechsels und der Nierenfunktion hilft Glutamin, das für das Gehirn giftige Ammoniak zu binden und aus dem Körper zu transportieren.
Glutaminmangel führt zu: Verhaltensstörungen bei Kindern und zu Heißhunger auf Süßigkeiten, Depressionen und Konzentrationsstörungen.

Glycin

Allgemeines: Glycin ist eine nicht essentielle Aminosäure.
Durchschnittlicher Tagesbedarf: etwa 4,5 Gramm.
Glycin ist wichtig für: den Zink- und Magnesiumtransport. Es wirkt stabilisierend auf die ungesättigten Fettsäuren. Ansonsten ist noch nicht viel über die Aufgabe des Glycins im Stoffwechsel bekannt.

Prolin

Allgemeines: Prolin ist eine nicht essentielle Aminosäure.
Durchschnittlicher Tagesbedarf: etwa 5 Gramm.
Über die Bedeutung des Prolins im Stoffwechsel ist noch nicht viel bekannt.

Serin

Allgemeines: Serin ist eine nicht essentielle Aminosäure.
Durchschnittlicher Tagesbedarf: 4,5 Gramm.
Die Funktionen des Serins im Stoffwechsel sind noch nicht eindeutig erforscht.

IX Freie Radikale

Die Alt- und Krankmacher verkürzen das Leben

Rund um die Uhr werden sie gejagt. Der Körper hat seine eigene Polizeitruppe, die er gegen sie einsetzt: »Freie Radikale« sind die kriminellen Elemente in der Lebensgemeinschaft aller menschlichen Zellen. Nur wenn der Nachschub an Bausteinen funktioniert, kann die »Körper-Polizei« in ihrem täglichen 24-Stunden-Einsatz bestehen.

Die Vitamine A, C und E sowie das Provitamin Beta-Carotin, die Spurenelemente Selen, Kupfer und Zink, die mehrfach ungesättigten Fettsäuren und die Aminosäuren Methionin, Glutathion, Cystin und Glycin (im weiteren Sinne auch Eisen, Mangan und die Vitamine B_2 und B_3) »fangen« zellschädigende »Freie Radikale«. Diese Wirkstoffe werden antioxidative Wirkstoffe genannt. Freie Radikale sind äußerst aggressiv und greifen die Fettsäuren und somit insbesondere die Zellmembranen an. Diese Freien Radikale können sogar in den Zellkern eindringen und ihn nachhaltig schädigen. Derartig geschädigte Zellen sterben entweder ab oder degenerieren vorzeitig und führen bei Säuglingen zu Mißbildungen und Fehlgeburten. Auch die degenerativen Erkrankungen wie Arthrosen, Rheuma und Organverschleiß sind die Folgen. Geschädigte Zellen können schließlich zu Krebszellen entarten, wenn die Radikale-Fänger nicht in ausreichender Menge vorhanden sind. Auch das Abwehrsystem wird besonders stark durch Freie Radikale geschwächt, und somit können entzündliche Erkrankungen entstehen.

Sauerstoff ist für den Menschen absolut lebensnotwendig, aber als aktivierte stark sauerstoffhaltige Substanzen, die man

Peroxide nennt, wie zum Beispiel in Form von Superoxid, Wasserstoffperoxid und Hydroxyl-Radikalen, kann der Sauerstoff dem Menschen auch gefährlich werden. Letztlich lebt der Mensch durch Sauerstoff, und gleichzeitig bringt der Sauerstoff den Menschen in Raten um, wenn nicht genügend Radikale-Fänger im Körper vorhanden sind. Auch der Alterungsprozeß ist eigentlich überwiegend eine Folge nicht abgefangener Freier Radikale.
Professor Karl-Heinz Schmidt aus Tübingen sagt: »Stellen Sie sich einmal vor, Sie hätten einen Automotor, der Benzin mit Sauerstoff verbrennt, und die Karosserie dieses Wagens bestünde aus Fett und Eiweiß. Ihre Autokarosserie würde einfach weggebrannt werden.« Dieses Zitat zeigt bildhaft den Vorgang der Schädigung der Zellmembranen und Zellkernmembranen durch Oxidation. Zur Energiegewinnung läuft im Körper chemisch betrachtet glücklicherweise eine gebremste, kontrollierte Knallgasreaktion (Explosion eines Sauerstoff-Wasserstoff-Gemisches) innerhalb eines komplizierten Systems aus Membranen, Fett, Eiweiß und Kohlenhydraten ab. Die geballte Energieladung dieser Reaktion wird nur durch eine kaskadenartige Kettenreaktion gesteuert, die durch Enzyme kontrolliert wird. Wenn diese Regulation gestört wird, zum Beispiel durch Mängel an Nährstoffen oder durch vermehrte Peroxide, aggressive Sauerstoffverbindungen, so steht der Körper unter einem »oxidativen Streß«.
Die vermehrten Freien Radikale können nicht eingefangen werden und greifen die Zellen an. Auch Stickoxide, Smog, Ozon in der Atemluft, Schwefeldioxid und viele Medikamente führen zu oxidativem Streß, wie zum Beispiel Zytostatika, Sulfonamide und Antibiotika, aber auch Schwermetalle und Pestizide von Insektenvertilgungsmitteln vom Typ der Isozyanate. Auch radioaktive Strahlen, Röntgen- und UV-Licht setzen vermehrt Freie Radikale frei. Allein ein 8stündiges intensives Sonnenbad führt zu einer nachweisbaren Vermehrung der Freien Radikale für 8 Tage. Sogar körperliche, geistige und psychische Streßsituationen führen zur vermehrten Bildung von Radikalen. Nicht zuletzt setzen Genußgifte, wie Drogen, Alko-

hol und Zigaretten, die Freien Radikale frei. Allein ein einziger Zug an einer Zigarette führt dem Körper bereits 10^{14} (eine Zahl mit 14 Nullen!) Freie Radikale zu. Auch die zunehmende Zerstörung des Ozonschildes in der Atmosphäre durch FCKW und Abgase (»Ozonloch«) führt über vermehrtes UV-Licht und harte Strahlung zu einer oxidativen Belastung und somit zum oxidativen Streß.

Im Süden von Südamerika und Australien hat sich das »Ozonloch« in der Atmosphäre bereits stark ausgeweitet. Dort lebende Wildkaninchen und Fische sind durch vermehrte Freie Radikale, die in den Linsen der Augen durch starkes UV-Licht gebildet werden, bereits in riesigen Scharen erblindet. Auch der Altersstar (Linsentrübung) entsteht durch Oxidation der Linseneiweiße.

Das Getreide verändert seine Erbsubstanz im Gebiet des Ozonlochs derart, daß der Weizen unfruchtbar und degenerativ mißgestaltet ist. Auch Hautkrebs hat erschreckend zugenommen. Selbst bei Langstreckenflügen atmen wir vermehrt Ozon ein und sind einer erhöhten Strahlenbelastung ausgesetzt.

Freie Radikale sind Atome, Moleküle oder Ionen mit einem oder mehreren ungepaarten Elektronen. Die Reaktion eines Freien Radikals mit einem Nicht-Radikal führt zur Bildung eines neuen Freien Radikals. Es findet also eine Kettenreaktion statt. Insbesondere die Freßzellen (Makrophagen), die Krankheitserreger einfangen, werden von diesen Freien Radikalen geschädigt, wenn nicht genügend Radikale-Fänger vorhanden sind. Diese Freßzellen brauchen etwa 50mal soviel Vitamin C wie die übrigen Körperzellen zur Verteidigung gegen Bakterien, Viren und Pilze. Außerdem benötigen die Freßzellen sehr viel Vitamin E, Beta-Carotin und die übrigen genannten antioxidativen Nährstoffe. So schützt ein einziges Molekül Vitamin E etwa 1000 Fettsäure-Phosphor-Moleküle der Zellmembran. Besonders wichtig ist auch das Enzym Glutathionperoxidase, welches insbesondere die Aminosäuren Glutaminsäure, Cystin, Glycin und das Spurenelement Selen benötigt. Dieses Enzym repariert bereits entstandene Schäden an den Zell-

membranen und den Zellkernen (DNS, RNS). Dieses Enzym wird dabei selbst oxidiert, aber dank des Enzyms Glutathionreduktase mit Hilfe des Vitamins B_2 wieder reduziert. Auch die Enzyme Superoxid-Dismutase (SOD enthält Kupfer und Zink) und Katalse sind Anti-Oxidantien.
Es ist also nur logisch und konsequent, daß wir unsere Abwehr gegen die Freien Radikale durch eine abwechslungsreiche Ernährung und eine gezielte Supplementierung verbessern; denn die Armee der Freßzellen kann nur so gut sein, wie sie mit den notwendigen Bausteinen als Munition zur Verteidigung ausgerüstet ist.
Laboruntersuchungen haben eindeutig gezeigt, daß unter dem Einfluß der antioxidativen Wirkstoffe die Entwicklung krebsförmig entarteter Zellen deutlich reduziert wird. So zeigt die Baseler Studie von 1959, bei der über 2 Jahrzehnte etwa 5000 Angestellte zunächst auf die Menge der antioxidativen Vitamine im Blut untersucht wurden, daß innerhalb von 20 Jahren Personen mit hohen Anteilen von Antioxidantien im Blut sehr viel seltener an Krebs starben als Menschen, die nur geringere Mengen dieser antioxidativen Vitamine im Blut aufzeigten.
Die Freien Radikale sind auch am Entstehen der Arteriosklerose zusammen mit erhöhtem Cholesterin und Triglyceriden sowie Homocystein beteiligt. Die Arteriosklerose ist ein wesentlicher Risikofaktor für Herzinfarkt, Schlaganfall und Durchblutungsstörungen, insbesondere in Verbindung mit stark erhöhtem Alkohol- und Tabakkonsum sowie Bewegungsmangel und Übergewicht. Die gesättigten Fettsäuren des LDL-Blutcholesterins (LDL, VLDL, Alpha-Lipoprotein) stellen im Übermaß die schädlichen langkettigen Fettsäuren dar. Die Freien Radikale zersetzen dieses LDL-Cholesterin, das dadurch »ranzig« wird. Diese »ranzigen« Fette lagern sich in der Innenwand der Arterien ein und bilden die sogenannte Arteriosklerose-Grundlage. Insbesondere die antioxidativen Vitamine E und Beta-Carotin sowie Selen, Zink, Methionin und Cystin verhindern die Oxidation des LDL-Cholesterins und schützen insofern vor Gefäßverkalkung und den Folgekrankheiten. Auch

Vitamin C ist als Gefäßschutz besonders hervorzuheben. Ein normales Zellmilieu verhindert auch die Bildung des schädlichen Homocysteins.
Mit der Zunahme lebensbedrohender Umweltgifte nimmt auch die Menge der Freien Radikale in den Körperzellen zu. Im Kampf gegen diese Alt- und Krankmacher werden ständig riesige Mengen der Antioxidantien verbraucht. 10 Prozent aller Nährstoffe verschleißt unser Abwehrsystem – mit steigender Tendenz. Selbst eine bewußte Ernährung kann diesen enormen Verbrauch an wichtigen Nährstoffen nicht mehr decken. Diese wird gerade von den Menschen in den Industrieländern durch ihre »Fast-food«-Gewohnheiten mit eher kalorienreichen Füllstoffen nicht gewährleistet. Dabei braucht der Mensch von heute mehr denn je eine nährstoffreiche Ernährung, wenn er gesund überleben will!
Mit einer ausgewogenen Ernährung wie der »Drittel-Diät« (siehe Kapitel XII) können wir entscheidend für unsere Gesundheit vorsorgen. In der richtigen Dosierung sorgen Vitamine, Mineralstoffe, Spurenelemente, Fett- und Aminosäuren für ein langes Leben in Gesundheit, Kraft und Lebensfreude. Vorsicht ist aber geboten bei einer unkontrollierten Eigenversorgung mit Nährstoffen. Besondere Nebenwirkungen bis hin zur Entstehung neuer Erkankungen treten auf, wenn die Eigendosierungen allzu üppig ausfallen.

X Krankheiten

Krankheit ist der Verlust der Gesundheit

Innerhalb von 25 Jahren wird ein Erwachsener durchschnittlich einmal lebensbedrohlich krank, 20mal erkrankt er ernsthaft, und außerdem muß er 200 mittelschwere bis leichte Erkankungen überstehen. So haben es die Statistiker ermittelt. Und nach 7 bis 8 Jahrzehnten endet das Leben eines Menschen im Durchschnitt. Ursachen für die Krankheiten eines Menschen können sein: Erbkrankheiten, Infektionskrankheiten, Unfälle, Folgen von Überbelastungen, Folgen von Unterbelastungen wie Bewegungsmangel, ungesunde Lebensführung, Genußgifte und einseitige Ernährung. Auch Beziehungsschwierigkeiten zu sich selbst und anderen machen mit der Zeit krank.
Die Weltgesundheitsorganisation (WHO) definiert: »Gesundheit ist ein Zustand körperlichen und sozialen Wohlbefindens – Krankheit eine Abweichung von der Norm, die geeignet ist, das Wohlbefinden zu stören.« Gesundheit ist folglich ein Seinszustand, dessen Verlust gleichbedeutend mit Krankheit ist.
Heilkunst und Lebenskunst waren in der Antike eng verknüpft. »Vorbeugen ist wichtiger als Heilen«, sagte schon Hippokrates im alten Griechenland. Schon im Altertum wurde also die vorbeugende Medizin praktiziert, und erst heute wird sie wieder aktuell. Mit der Vorbeugung verband Hippokrates klare Richtlinien: eine gesunde Ernährungsweise und eine Lebensordnungslehre. Praktische Vorschriften zur Erlangung und Erhaltung der Gesundheit erließ der römische Arzt Galen: maßvolles Essen, frische Luft, viel Bewegung. Vergleiche mit der Trimm-Dich-Bewegung von heute drängen sich auf. In der Antike galten aber auch Zufriedenheit und Freude als höchst er-

strebenswerte Ziele der Menschen. Auch später, in der Blütezeit der arabischen Medizin, gab es ausgefeilte praktische Regeln für Speisen und Getränke und deren Wirkungen.

Bausteine sind lebenswichtig

Krankheitssymptome bei Mangelzuständen können sehr vielgestaltig sein. Das ist vor allem deshalb so, weil es sehr viele Kombinationsmöglichkeiten verschiedener quantitativer und auch qualitativer Mängel gibt. Eine eindeutige Diagnose dieser Mängel ist deshalb für jeden praktizierenden Arzt sehr schwer. Ohne spezielle analytische Möglichkeiten ist eine solche Diagnose im Grunde sogar unmöglich. »Vorsichtshalber« geht man deshalb davon aus, daß es diese Mangelkrankheiten heute nicht mehr gäbe. Etliche Krankenkassen geben sogar an, daß Vitamin-, Mineralstoff-, Spurenelemente-, Fettsäuren- und Aminosäurenpräparate »pharmakologisch unwirksame Drogen« seien. Bestenfalls würden diese zur allgemeinen körperlichen Vitalisierung führen. In Wirklichkeit sind Bausteine lebenswichtig. Bei einem Mangel müssen sie unbedingt ergänzt werden. Denn erhebliche Mängel, die länger andauern, führen zu Krankheit und schließlich zu vorzeitiger Alterung und Tod. Ältere Menschen können nicht mehr so viele Lebensmittel essen und verdauen. Gerade sie haben dennoch einen hohen Bedarf an diesen essentiellen Bausteinen. Werden diese Bausteine nicht zusätzlich zugeführt, sind die Folgen bei älteren Menschen oft bestürzend. Degenerative Erkrankungen können eintreten. Viele der Betroffenen sind frühzeitig pflegebedürftig und leiden unter Umständen an starken Verwirrtheitszuständen.

Dem modernen Menschen fehlt das Gefühl für Frühanzeichen und Frühsymptome. Dabei ist das ein Stadium, in dem wir eigentlich schon nicht mehr gesund sind. Daß wir krank sind, merken wir oft erst, wenn wir starke Symptome haben. Folgerichtig stellt sich an diesem Punkt die Frage: Was ist »krank sein«? Ist ein Kranker ein unschuldiges Opfer der Natur? Wie wird man überhaupt krank?

Daß Krankheit zum Beispiel durch Umweltgifte und eine ungesunde Lebensführung entstehen kann, dringt allmählich in das Bewußtsein der Menschen. Und natürlich weiß jeder, daß auch durch Bakterien, Viren und Pilze Krankheiten im Körper ausgelöst werden können. Daß aber Mängel an Bausteinen sowohl Ursache als auch Folge von Krankheiten sind – dieses Wissen dämmert den meisten Menschen erst wie die frühe Morgenröte am Horizont.
Mangelanzeichen sind Schlaflosigkeit, innere Unruhe, Nachtschweiß, Alpträume und Stimmungsschwankungen – heute »himmelhoch jauchzend«, morgen »zu Tode betrübt«. Auch Schwindelsymptome gehören zum Frühwarnsystem des Körpers. Ebenso eine ganze Menge von Regulationsstörungen. Beispielsweise häufige Erkältungskrankheiten, leichte Empfindungsstörungen, Durchfallerkrankungen, Kopfschmerzen, Regelbeschwerden, Konzentrationsschwäche und Gedächtnisschwierigkeiten. Diese Symptome sind wie ein Schuß vor den Bug – warnende Hinweise auf sich entwickelnde Erkrankungen. Zunächst sind es in der Tat nur Funktionsstörungen. Aber es können Erkrankungen werden. Dann nämlich, wenn diese Funktionsstörungen lange genug bestehen. Denn das kann wiederum bedeuten, daß sich die Mängel an den Bausteinen ausweiten. Immer mehr Bausteine können betroffen sein.

Wenn die Krankheit »Karriere« macht

Eigentlich sind die Symptome also nur Folgen der ursächlichen Erkrankung. Denn der Zellstoffwechsel ist abhängig vom Zellmilieu. Damit stoßen wir auf den entscheidenden Punkt: Bei Erkrankungen und Funktionsstörungen müssen wir die ursächlichen Zusammenhänge begreifen. Andernfalls greifen wir im Grunde immer ein bißchen zu spät ein. Bestehen ausgeprägte Zell-Milieu-Störungen nämlich zu lange, weiten sich die Symptome aus. Es findet eine sogenannte Krankheits-Karriere statt – eine Karriere, die niemand will. Sechs Eskalationsstufen kennzeichnen diese »Laufbahn« der Krankheit.

Stufe 1: Wir spüren nur allgemeine Unpäßlichkeiten und Unwohlsein. Unsere Stimmungen schwanken. Alpträume, Nachtschweiß und innere Unruhe stellen sich ein. Wir leiden an Schlaflosigkeit.
Stufe 2: Es kommt zu ersten funktionellen Störungen. Das sind vor allem Schmerzzustände. Im Bereich des Magens, des Zwölffingerdarms und des Dickdarms zeigen sich Funktionsstörungen, für die keine organischen Störungen nachgewiesen werden können. Es kommt zu Steuerungsstörungen; dabei lassen sich noch keine sichtbaren Organveränderungen feststellen. In dieser 2. Stufe ist die Harmonie des Zellmilieus bereits stärker gestört als in Stufe 1. Würde nun in diesem Stadium das Zellmilieu ausgeglichen, würde die Gesundheit des Körpers vollständig wiederhergestellt werden.
Stufe 3: Die Mangelzustände an Bausteinen in den Körperzellen sind nun bereits lange vorhanden. Die Mängel sind so tiefgreifend, daß es zu Veränderungen der Zellen und Zellverbände der Organe kommt. Jetzt werden akute körperliche Erkrankungen auch makroskopisch – mit bloßem Auge – sichtbar. Diese Erkrankungen können nun auch mit den üblichen ärztlichen Untersuchungen nachgewiesen werden. In diesem Stadium heilen Erkrankungen mit Hilfe der Zell-Milieu-Medizin in Kombination mit anderen bewährten Therapiemethoden meist vollständig.
Stufe 4: Es kommt zu chronischen Erkrankungen wie Arthrosen und Rheuma. Entzündliche Darmerkrankungen wie Morbus Crohn und Colitis ulcerosa entstehen. In dieser Stufe sind die Störungen des Zellstoffwechsels schon sehr erheblich. Meist bestehen sie seit vielen Jahren oder gar Jahrzehnten. Diese fortgeschrittenen Erkrankungen sind trotz intensiver Therapien oft nicht mehr vollständig zu heilen. Hier hilft die Zell-Milieu-Medizin, chemische Medikamente mit starken Nebenwirkungen einzusparen. Durch den gezielten Einsatz von Bausteinen kommt es zu weitreichenden Heilungsschritten, und vor allem wird das Fortschreiten der Krankheitsverläufe gestoppt.
Stufe 5: Die chronischen Erkrankungen haben sich großenteils zu unheilbaren Erkrankungen ausgeweitet. Zelldegeneration

und Organveränderung sind äußerst weit fortgeschritten. Diese Organsysteme können daher nicht mehr vollständig regenerieren. Auch die Krebserkrankung gehört in diese Stufe hinein. Bei diesen bedauerlichen schweren Erkrankungen verbessert die Zell-Milieu-Medizin die Lebensqualität erheblich, vermindert Schmerzen, gibt neue Kraft und Lebensmut und sorgt für eine ausgeglichene Stimmung. Auch starker körperlicher Abbau wird zum großen Teil rückgängig gemacht, und die Kranken leben eindeutig besser und länger, als zu erwarten wäre. Einige werden sogar wieder ganz gesund.
Stufe 6: Dies ist der Tod – hervorgerufen durch eine endgültige Organveränderung. Nicht der normale Alterstod ist damit gemeint; er trifft ja auch irgendwann einen gesunden Menschen. Gemeint ist vielmehr der Tod, der zu früh eintritt: vor Ablauf der biologischen Lebensuhr eines Menschen. Das wäre im Schnitt eigentlich 10 bis 20 Jahre später – und genau dies bewirkt die Zell-Milieu-Medizin.

20 Jahre krank und jetzt gesund

Über Jahrzehnte leiden viele Menschen an Krankheiten. Sie leiden wahrhaftig, und sie unternehmen im Laufe dieser Jahrzehnte alles, was ihnen die Schulmedizin ermöglicht: Therapien einschließlich Medikamenten, Kuraufenthalten, Psychotherapie und Psychoanalyse. Trotzdem erfahren bei weitem nicht alle eine wesentliche Linderung ihrer Leiden, solange nicht die eigentliche Ursache ihrer Krankheit behoben wird. Dann aber werden viele mit Hilfe der Zell-Milieu-Medizin gesund. Sicherlich können Sie, liebe Leser, sich die Freude dieser Menschen vorstellen.
Ich denke zum Beispiel an eine Patientin, die 20 Jahre lang unter erheblichen Magenbeschwerden gelitten hat. Die mit Hilfe von Röntgen und Endoskopie gestellte Diagnose lautete: chronische funktionelle Gastritis. Nahm die Frau Mittel gegen Übersäuerung ein, so litt sie an ärgsten Verdauungsstörungen mit Blähungen. Nahm sie sogenannte Salzsäure-Blocker ein, be-

kam sie Übelkeit, Verstopfung und ein allgemeines Schwächegefühl. Die Zellmilieu-Diagnose ergab im Fall dieser Patientin neben mehreren leichten Mängeln an Bausteinen auch extreme Mängel an Vitamin A, Vitamin E und Folsäure, an mehrfach ungesättigten Fettsäuren sowie an Kupfer und einigen Aminosäuren. Schon wenige Wochen nach Ausgleich dieser Mängel waren die jahrzehntelangen Beschwerden der Frau beseitigt. Und auch jetzt nach mehreren Jahren haben sich die Beschwerden nicht wieder eingestellt.

AIDS

Zu dieser vieldiskutierten »Geißel der Menschheit« lesen Sie Näheres unter dem Abschnitt »Immunsystem« in diesem Kapitel.

Alkohol

Suchtproblem Nummer eins in der Bundesrepublik Deutschland ist nach wie vor der Alkohol. Etwa 5 Prozent der Bevölkerung – zirka 3,5 Millionen Menschen – waren 1986 in den alten Bundesländern alkoholabhängig oder alkoholgefährdet. Annähernd 7 Milliarden Mark mußte der Staat seinerzeit für die Krankheitsfolgen des Alkoholismus ausgeben. Das waren etwa 3 Prozent der gesamten Krankheitskosten in der damaligen Bundesrepublik.
Alkohol ist der Baustein-Killer par excellence. Tatort sind die Leber-, Nerven- und Gehirnzellen: Bei der Alkohol-Krankheit und beim Genuß von Alkohol überhaupt werden verschiedene Bausteine vermehrt verbraucht. Gute Karten hat, wer sich neben dem Alkoholentzug für die Zell-Milieu-Medizin entscheidet. Mit ihrer Hilfe wird der Entzug leichter durchgestanden, weil ein individueller Ausgleich der Mängel geschieht. Die Betroffenen erholen sich dadurch erstaunlich gut. Sie sehen nicht mehr aus wie »Hungerleider«. Ihr Gesicht ist wieder normal ab-

gerundet, wohlstrukturiert und gut geglättet. Sie haben ihr Normalgewicht zurückerlangt, und die tiefen Spuren der Alkoholerkrankung sind bald nicht mehr sichtbar. Auch die Leberfunktion, das Nervensystem und die übrigen geschädigten Organe regenerieren in hohem Maße.

Tip: Trinken Sie mäßig, aber nicht regelmäßig Alkohol, und nehmen Sie zusätzlich zumindest die gleiche Menge Mineralwasser zu sich. Nach jeder Feier gilt: So viele Tage Alkoholpause einlegen wie Sie Bier (in halben Litern), Wein (in Schoppenzahl) oder Hochprozentiges (Anzahl der Gläschen) getrunken haben und vermehrt Nahrungsmittel essen, die viel Magnesium, Kalium, B-Vitamine und Aminosäuren enthalten.

Alzheimersche Krankheit

Membrandefekte an Gehirnzellen lösen die Alzheimersche Krankheit aus. Sind nicht genügend membranschützende Substanzen vorhanden, geschieht das Unheilvolle: Eine normale Eiweißsubstanz (Amyloid-Vorläufer-Protein) wird nach Verlassen der schützenden Membran zu einer krankheitserregenden Eiweißsubstanz (Amyloid-A4-Protein) umgebaut. Diese lagert sich in ganz spezifischer Weise ab. Diese Membran läßt sich stabilisieren: Die Antioxidantien bewältigen die Aufgabe in Zusammenarbeit mit allen übrigen membranstabilisierenden Bausteinen. Menschen ab dem 5. Lebensjahrzehnt sollten daher täglich Selen und Vitamin E zu sich nehmen – ihrem individuellen Bedarf entsprechend. Diese Substanzen müssen die sogenannte schwer zu durchdringende »Blut-Hirn-Schranke« überwinden. Deshalb werden sie nur dann in das Gehirn eingebaut, wenn auch die übrigen membrantransportaktiven Bausteine in ausreichender Menge vorhanden sind. Nach neuesten Erkenntnissen wird die Alzheimersche Krankheit offensichtlich auch durch einen hochgradigen Mangel an Cholin ausgelöst, das zur Vitamin-B-Gruppe gehört. Außerdem wird in Haut- und Hirnzellen der notwendige Calciumeinstrom durch defekte Kaliumkanäle in den Zellmembranen blockiert.

Tip: Cholin ist besonders reichlich in Weizenkeimen, Haferflocken und Leber enthalten. Wer keinen erhöhten Cholesterinspiegel hat, darf gelegentlich gern etwas Leber essen.

Angst- und Spannungszustände

Frau Hannelore Wagner (Name geändert), eine 46jährige Patientin aus Fulda, die an schweren Angstzuständen litt, berichtet:
»Während einer Autofahrt vor 4 Jahren bekam ich große Angst. Vorausschicken muß ich, daß ich unter starkem Zeitdruck stand. Plötzlich überkam mich ein unerträgliches Unruhegefühl; es machte sich vor allem in der Magen- und Oberbauchregion bemerkbar. Gleichzeitig hatte ich Herzklopfen und bekam einen trockenen Mund. Kurz danach trat ein starker Harndrang ein. Während der Autofahrt und auch in den darauffolgenden Wochen wiederholten sich diese Anfälle fast täglich. Verbunden damit waren immer große Angstgefühle, so daß ich fast überhaupt nicht mehr Auto fahren konnte. Nachts wachte ich oft mit Herzklopfen und großer Unruhe auf. Zusätzlich traten immer häufiger Durchfälle auf, und ich verlor innerhalb weniger Wochen 5 Kilogramm Gewicht. Direkte Sonneneinstrahlung und Wärme waren mir unerträglich. Wegen dieser Beschwerden suchte ich zunächst meinen Hausarzt, dann einen Internisten und schließlich einen Gynäkologen auf. Der Hausarzt verordnete mir Beruhigungsmittel. Gründliche Untersuchungen beim Internisten ergaben keine Auffälligkeiten, lediglich die Vermutung, daß die Symptome durch jahrelang andauernde Überlastung entstanden seien. Der Gynäkologe konnte die Symptome nicht als klimakterische Beschwerden einordnen, leitete jedoch eine Hormontherapie ein und empfahl mir, einen Kardiologen aufzusuchen. Dieser konnte im Langzeit-EKG eine Tachykardie (Herzrasen) feststellen, jedoch keinen organischen Befund. Er überwies mich an einen Gastroenterologen. Auch dieser erhielt keinen organischen Befund, als er eine Magen- und Darmspiegelung durchführte.

Eine Untersuchung der Schilddrüse ergab den Befund eines gutartigen Knotens mit leicht erhöhter Aktivität.
Auf Empfehlung aus meinem Bekanntenkreis kam ich schließlich zur Zell-Milieu-Medizin. Der Arzt schlug nach einer Laboranalyse eine Zell-Milieu-Therapie vor und außerdem Akupunktur-Behandlungen. Nach etwa 2 Monaten ging es mir schon wesentlich besser; die Symptome verschwanden, ich nahm zu. Ich konnte mich wieder besser konzentrieren, und mein Gedächtnis wurde besser. Auch körperliche Belastungen kann ich – im Vergleich zu Gleichaltrigen – jetzt sehr gut durchhalten. Ekzeme, die seit über 20 Jahren regelmäßig an den Händen auftraten, sind fast verschwunden. Wenn überhaupt, treten sie nur noch kurz und ganz schwach auf. Die Schilddrüse ist jetzt in Ordnung. Freunde und Bekannte sprechen mich auf mein gesundes Aussehen an. Ich fühle mich heute topfit und in jeder Hinsicht belastbarer als vor der Erkrankung. Insgesamt habe ich 5 Kilo zugenommen. Früher schaffte ich es nie, zuzunehmen. Angst und Spannungszustände gehören der Vergangenheit an.«

Brustdrüsen-Erkrankungen

Viele Frauen geraten verständlicherweise in große Angst, wenn sie eines Tages knotige Schwellungen in ihrer Brust ertasten. Nach allem, was sie durch die Medien erfahren haben, denken sie sofort an Brustkrebs. Bei bestimmten Bausteinemängeln jedoch – besonders Vitamin B_6 – kommt es zu Brustdrüsenveränderungen (Mastopathie). Das sind Verhärtungen und Schwellungen der Milchgänge. Bestehen diese sehr lange, ist allerdings ein gewisses Risiko für die Entstehung von Krebs nicht auszuschließen. Wird der Bausteinemangel jedoch individuell ausgeglichen, geht die Mastopathie deutlich oder sogar ganz zurück. Durch ein annähernd normales Zellmilieu kann die Entstehung dieser Mastopathie vorbeugend verhindert werden. Die Angst vor Krebs ist glücklicherweise meist unbegründet.

Auch der »Hängebusen« hat eine seiner Hauptursachen in Mängeln an Bausteinen. In diesem Fall sind es zum Beispiel Vitamin C, A, E, Niacin, Biotin, essentielle Fettsäuren, mehrere Aminosäuren sowie einige Mineralstoffe und Spurenelemente. Haut und Bindegewebe werden durch solche Mängel frühzeitig schlaff, und Hormone und Geschlechtshormone werden zu wenig produziert.
Tip: Wählen Sie öfters Lebensmittel aus mit viel Vitamin A, C, E, Niacin und Biotin. Außerdem helfen Nachtkerzenöl und Cremes mit den fettlöslichen Vitaminen A, Beta-Carotin und E.

Cholesterin-Störungen

Cholesterin – ein angstauslösendes Wort für viele. Dabei ist den meisten dieser ängstlichen Naturen gar nicht klar, daß Cholesterin nicht von vornherein schädlich ist. Es gehört zu den Fetten und ist für den menschlichen Körper notwendig. Schädlich wird Cholesterin nur im Übermaß.
Im Körper kommt es frei als Cholesterin oder in Form von Cholesterin-Estern vor. Cholesterin ist notwendig zur Synthese von Gallensäuren und Hormonen. Unerläßlich ist es auch für die Zellmembranen und die Myelin-Scheiden (Fetthüllen) der Nervenzellen, desgleichen für die Funktion von Gehirn, Haut, Milz, Eierstöcken, Hoden und roten Blutkörperchen.
Wir nehmen Cholesterin mit unserer Nahrung auf. Bei Bedarf wird es aus körpereigenen Depots – vor allem der Leber – entnommen. Wird mit der Nahrung übermäßig Cholesterin aufgenommen, oder ist der Cholesterin-Stoffwechsel gestört, so sind die Blutfette erhöht. Die Fettsäuren werden überwiegend in den Mitochondrien (Kraftwerken) der Zellen abgebaut. 1 Gramm Fett liefert ungefähr doppelt soviel Energie wie 1 Gramm Eiweiß oder 1 Gramm Kohlenhydrate. Daß der Mensch längere Hungerzeiten überleben kann, verdankt er seinen Fettreserven. Denn die Kohlenhydratreserve in Form von Glycogen reicht nur etwa 1 Tag.
Fettsäuren, die aus 3 Molekülen bestehen, nennt man Triglyce-

ride. Langkettige, verzweigte Fettsäureketten werden als LDL-Cholesterin bezeichnet. Es kann am Stoffwechselgeschehen nur in geringem Maße teilnehmen. Gerade bei Mängeln an antioxidativen Bausteinen (siehe das Kapitel »Freie Radikale«) können Arteriosklerose und Verengung der Herzkranzgefäße entstehen. Freie Radikale oxidieren das LDL-Cholesterin, es wird »ranzig« und kann sich an den Gefäßwänden ablagern (Sklerose). Schließlich kommt es zu einer Anreicherung von Alpha-Lipoprotein, das besonders stark die Gefäßwände angreift.

Kurzkettige, unverzweigte Fettsäureketten werden HDL-Cholesterin genannt. Es kann am Stoffwechselgeschehen besonders leicht teilnehmen und wird dringend für einen gesunden Fettstoffwechsel gebraucht. Körperlich aktive Menschen haben interessanterweise sehr hohe HDL-Cholesterinwerte. Menschen dagegen, die sich körperlich kaum oder gar nicht betätigen, zeigen besonders hohe LDL-Cholesterinwerte. Eine Verbesserung des HDL/LDL-Quotienten ist gleichbedeutend mit einer Erhöhung der guten HDL-Anteile. Das kann auch durch die Anreicherung der Nahrung mit mehrfach ungesättigten Fettsäuren erreicht werden.

Würde zum Beispiel die Zahl der Herzkranzgefäß-Kranken um nur 6 Prozent verringert, könnten die direkten Behandlungskosten enorm gesenkt werden. Dadurch wären sogar 5mal so hohe Einsparungen bei den Kosten der Krankheits-Spätfolgen möglich. Eine Cholesterinsenkung um nur 5 Prozent würde nach A. J. Plant und Mitarbeitern eine 10prozentige Verringerung der Koronar-, Herz- und Kreislauf-Erkrankungen bewirken. Das wäre zweifellos von ungeheurem volkswirtschaftlichem Nutzen. Mit Hilfe der Zell-Milieu-Medizin lassen sich erhöhte Cholesterinwerte in bis zu 65 Prozent der Krankheitsfälle normalisieren.

Tip: Die ideale Nahrung sollte insgesamt zu etwa 25 Prozent aus Fett, zu 50 Prozent aus Kohlenhydraten und zu 25 Prozent aus Eiweiß bestehen. Cholesterinsenkend wirkt also auch eine ausreichende Zufuhr von Eiweißen (Aminosäuren); außerdem ausreichende Mengen an mehrfach ungesättigten Fettsäuren (insbesondre Omega-3-Fettsäuren, Linol- und Linolensäuren) und weiterhin Lecitin, Cholin, Inositol, Vitamin B_6 und B_1, Nikotinsäure, Calcium, Magnesium, Selen sowie die fettlöslichen Vitamine A, D, E, K und Beta-Carotin.

Herr Friedrich Kollau (Name geändert), Pilot, 54 Jahre, berichtet über seine Erfahrungen: »Ich bin seit 1958 Pilot bei der Deutschen Lufthansa. Seit sehr vielen Jahren litt ich unter erhöhten Cholesterin- und Triglyceridwerten sowie an einem spastischen Oberbauchsyndrom und spastischem Dickdarm. Seit dieser Zeit wurde ich halbjährlich bei der Deutschen Versuchsanstalt für Luft- und Raumfahrt beim Flughafen Köln/Bonn einer Fliegeruntersuchung unterzogen. Die erhöhten Cholesterin- und Triglyceridwerte lagen jeweils kurz unterhalb der Grenze, die es mir verbieten würde, weiter zu fliegen. Seit sehr vielen Jahren fliege ich auf interkontinentalen Strecken einen Jumbo-Jet. Um meine Flugtauglichkeit nicht zu verlieren, habe ich mich außerdem viele Jahre lang in einer Spezialklinik für erhöhte Blutfettwerte in Houston, Texas (USA), untersuchen und behandeln lassen. Trotz diverser Behandlungen war es nicht gelungen, meine Blutfettwerte auch nur annähernd zu Normalwerten zurückzubringen. Auch mein dauernder Heißhunger und meine Gewichtsprobleme gingen nicht zurück. Hinzu kommt, daß ich seit vielen Jahren unter dem sogenannten »Jetlag« leide, das heißt, daß sich durch die ewigen Zeitumstellungen erhebliche Schlafprobleme eingestellt haben.

Im August 1989 begann ich mit der Zell-Milieu-Medizin. Innerhalb weniger Monate normalisierten sich meine Blutfettwerte, sowohl das Cholesterin als auch die Triglyceride. Ich habe seitdem keinen Heißhunger und keine Gewichtsprobleme mehr, und auch die Schlafprobleme durch den Jet-lag sind beseitigt. Bei Nachuntersuchungen sowohl in der Spezialklinik in Texas als auch in Köln/Bonn waren die Ärzte geradezu fassungslos über meine normalen Blutfettwerte. Die Zell-Milieu-Medizin hat mich dazu gebracht, wieder ohne Sorgen fliegen und meine Verantwortung für über 300 Gäste je Flug übernehmen zu können. Die Zell-Milieu-Medizin ist für mich mehr als ein voller Erfolg.

Diabetes Mellitus (Zuckerkrankheit)

»Ich brauche jetzt sofort etwas Süßes. Ich habe einen richtigen Heißhunger darauf. Also, wenn ich jetzt nicht sofort etwas Süßes esse, bekomme ich das große Zittern.« Das hört man von Zuckerkranken und ebenso von vielen fettleibigen Leuten. Und wenn sie dann endlich ihr Verlangen nach »süßen Sachen« stillen, ist es kein »Frustfressen«, sondern ein echtes »Mangelfressen«. Die Ursache ist nämlich ein Mangel an Kohlenhydraten in den Zellen. Die Zellen melden an das Gehirn: »Zuckermangel!« Und das Gehirn gibt dem Appetitzentrum den Befehl: »Mach Appetit auf was Süßes!« Und schon wird die nächste Tafel Schokolade weggeputzt. Dadurch gibt es ein Überangebot an Zucker im Serum.

1. Ursache: Insulinmangel. Die Beta-Zellen der Bauchspeicheldrüse können keine oder nicht genügend Insulin herstellen. Der Zucker kann mangels genügend Insulin nicht in die Zellen hineingelangen. Dahinter steckt also ein Transportproblem.

2. Ursache: Die Transportmechanismen für Zucker können auch trotz Anwesenheit von genügend Insulin nicht ausreichend funktionieren, wenn hochgradige Mangelzustände an bestimmten Vitaminen vorliegen (zum Beispiel B_1, B_6), Spurenelementen (zum Beispiel Chrom, Mangan), Mineralstoffen (zum Beispiel Magnesium, Kalium) sowie essentiellen Fettsäuren und Aminosäuren (zum Beispiel Methionin, Cystein, Glutamin). Diese Betroffenen haben also ebenfalls einen verstärkten Appetit auf Zucker, obwohl er im Serum reichlich vorhanden ist; in den Zellen aber herrscht Zuckermangel – sprich: Sie lösen den »Zuckerhunger« aus. Eigentlich brauchen diese Menschen den vielen Zucker gar nicht. Sie müßten nur die erhöhte Zuckermenge im Serum mit Hilfe »satter« Transportmechanismen in ihre darbenden Körperzellen hineinbekommen.

3. Ursache: Bestimmte Bausteinemängel führen zu einer verminderten Insulinproduktion, obwohl die Bauchspeicheldrüse gesund ist.

4. Ursache: Bestimmte Bausteinemängel führen dazu, daß der Zucker direkt in Fette umgewandelt und in dieser Form in den

Fettzellen gespeichert wird. Auch bei dieser Störung leiden die Zellen an Zuckermangel und die Menschen an Heißhunger auf Süßes.
Werden diese Bausteinemängel erst einmal individuell berechnet – ausgeglichen, können die Betroffenen das Resultat kaum glauben: Ihr Heißhunger auf »was Süßes« ist weg. Oder er ist deutlich geringer geworden. »Ich verstehe das gar nicht«, sagen sie dann, »früher hatte ich immer Appetit auf etwas Süßes, und jetzt auf einmal brauche ich den Süßkram nicht mehr.«
Manche Patienten brauchen nach der Zell-Milieu-Medizin keine blutzuckersenkenden Medikamente mehr. Andere benötigen sehr viel weniger. In einigen Grenzfällen können die Betroffenen von Insulinspritzen wieder auf leichtere Medikamente umstellen.
Tip: Bevorzugen Sie Lebensmittel, die besonders viel Zink und Chrom enthalten. Bierhefe ist für Sie besonders gut.

Erschöpfungszustand

Frau Dr. Sabine Trost (Name geändert), 30 Jahre, Ärztin, berichtet über ihre Erfahrungen: »Jahrelang litt ich unter Erschöpfungszuständen, Kopfschmerzen, Verspannungen, Verdauungsbeschwerden, gestörten und schmerzhaften Regelblutungen sowie Dehnungsstreifen in der Haut. Massagen waren das einzige, was ein wenig Linderung brachte. Dann begann ich mit der Zell-Milieu-Medizin. Schon nach 3 Monaten zeigte sich eine deutliche Besserung aller Symptome. Und es ging weiter aufwärts. Heute hat sich mein Erschöpfungszustand mit den genannten Symptomen wesentlich gebessert; insbesondere das Lebensgefühl. Das Aussehen meiner Haut hat sich verjüngt, ich sehe trotz Streß erholter aus, bin viel dynamischer, und mein Widerstandsvermögen hat sich gebessert. Freunde und Bekannte sagen mir, daß ich ausgeglichener und gesünder wirke. Die enorme Belastung in meiner Praxis schaffe ich jetzt spielend – jedenfalls habe ich auch abends noch Schwung für ein ausgleichendes Freizeitprogramm.«

Geschlechtsorgan- und Hormonstörungen

Störungen der Geschlechtsorgane und ihrer Funktionen können ebenfalls durch Bausteinemängel entstehen. Die Rede ist von tiefgreifenden Mängeln in unterschiedlichen Kombinationen. Dabei stehen einige im Vordergrund, sind aber nicht isoliert zu betrachten: Fehlt es an Vitamin B_6 und Vitamin E, so sind Störungen der Regel und das prämenstruelle Syndrom die Folge. Vitamin-B_2-Mangel ist verantwortlich für trockene, rissige Schrumpfung der Haut des Hodens und der großen Schamlippen. Störungen der Fruchtbarkeit werden hervorgerufen durch einen Vitamin-E-Mangel zusammen mit Mängeln besonders an Vitamin A und C, Magnesium, Zink und Mangan. Viele Frauen lassen komplizierte Untersuchungen mit erheblichen Risiken über sich ergehen – und ihr Kinderwunsch bleibt dennoch unerfüllt. Und wie viele strahlende Mütter haben mir ihre Prachtbabys nach der Zell-Milieu-Therapie vorgeführt!
Zinkmängel beeinträchtigen zusammen mit Argininmangel die Beweglichkeit der männlichen Keimzellen (Spermien). Jahrhundertelang wurde ausbleibender Kindersegen als ein Mangel an Weiblichkeit angesehen. Dabei fehlt den männlichen Spermien mitunter nur ein wenig Schnelligkeit und Ausdauerkraft, damit sie bis zur weiblichen Eizelle in den Eierstöcken durchhalten können. So mancher stolze Vater fühlt sich – mit den nötigen Bausteinen aufgepäppelt – in seiner Zeugungskraft bestätigt. Potenzstörungen und Störungen des weiblichen Lustempfindens entstehen bei Mängeln an Zink, mehreren B-Vitaminen, essentiellen Fettsäuren und vielen Aminosäuren. Bei extremen Mängeln an Zink und verschiedenen anderen Bausteinen kommt es häufig vor, daß Geschlechtsorgane nicht ausreichend ausgebildet werden.
Grundfalsch wäre es nun, bei Störungen nur die Bausteine einzunehmen, die hauptsächlich fehlen. Denn es sind in jedem Fall sowohl Mängel als auch Überschüsse an verschiedenen Bausteinen vorhanden. Eine sinnvolle Therapie muß somit individuell sein.

Tip: Wenn Sie sich Nachwuchs wünschen, sollten Sie Lebensmittel bevorzugen, die die oben angegebenen Nährstoffe und besonders Zink vermehrt enthalten. Bei ausbleibendem Kindersegen und Krankheiten hilft oft die Zell-Milieu-Medizin.

Schöne Haut durch Bausteine

Die Haut ist mehr als eine »tote Hülle«. Sie ist auch mehr als nur eine Abgrenzung nach außen. Die Haut ist ein hochspezialisiertes lebendes Schutzorgan. Sie muß sich den laufend wechselnden Umweltbedingungen anpassen. Dazu braucht sie einen optimal angepaßten Stoffwechsel. Daher ist die Haut ganz besonders auf eine bestmögliche Versorgung mit Nährstoffen angewiesen. Kommt es zu Mangelversorgungen der Körperzellen, so werden die Störungen meist zuerst an der Haut sichtbar. Die Haut ist geradezu ein Indikator für Bausteinemängel. Das wohl bekannteste Vitamin-Mangel-Syndrom der Haut ist die Pellagra. Dieses Syndrom führt zum Bild der »vier D's«: Diarrhoe (Durchfall), Dermatitis (Hautentzündung), Dementia (Schwachsinn) und Death (Tod). Mangel an Vitamin B_2 verursacht insbesondere chronische Schleimhautentzündungen in Mund und Rachen sowie Entzündungen des Hodensackes und der Schamlippen.

Die Talgdrüsen der Haut wandeln das Provitamin Beta-Carotin in Vitamin A um. Dieses ist seinerseits für die Haut zur Hornbildung und Durchblutung unbedingt notwendig. Wie so oft im Leben ist auch für die Haut gute Zusammenarbeit alles: Die Vitamine A, Beta-Carotin, C und E und die mehrfach ungesättigten Fettsäuren sind die idealen Partner. Sie sorgen dafür, daß Falten und Furchen in der Haut weitgehend geglättet werden. Die Haut sieht dadurch jünger aus. Trockene und gerötete, schuppige Haut ist daher auf größere Mängel zurückzuführen.

Tip: Ein Gemisch dieser Vitamine und Fettsäuren leistet Hervorragendes auf dem Licht ausgesetzter Haut – besonders an Händen, im Gesicht, auf Hals und Dekolleté.

Der gefürchteten Zellulitis wirkt Vitamin E »in Zusammenarbeit« mit Vitamin C entgegen. Letzteres baut die Collagen-Fasern und elastischen Fasern des Bindegewebes auf. Soll trockene und auch zu fettige Haut wieder glatt und straff werden, ist eine »konzertierte Aktion« angesagt: der Einsatz der genannten Wirkstoffe zusammen mit den Vitaminen B_1, B_6, Folsäure, Pantothensäure in individuell notwendiger Dosierung. Dadurch können Frauen ab 40 ohne weiteres innerhalb weniger Monate bis zu 10 Jahre jünger aussehen. Geradezu »zauberhaft« – im wahrsten Sinne des Wortes – sind die Wirkungen auch bei anderen Hautproblemen. So bei Akne und kleinen Gefäßveränderungen, sogenannter Fischschuppenhaut und Schwellungen der Talgdrüsen an der Nase. Auch weiche und brüchige Fingernägel werden wieder fest. Und trockene, brüchige Haare werden wieder lang, glänzend und geschmeidig. »Vitamin F« werden die essentiellen Fettsäuren auch genannt. Das ist wissenschaftlich nicht ganz korrekt, aber sehr einprägsam. Fehlt dieses »Vitamin F«, ist die Haut nicht nur trocken und schuppig; es kommt auch zu starkem Haarausfall. Hautgeschwüre und Hautwunden heilen durch »Vitamin F« sehr viel schneller. Desgleichen Hautekzeme und die gerade bei Teenagern so gefürchtete Akne. Auch das Vitamin B_1 spielt in der Haut eine besondere Rolle – beim Abbau von überflüssigen Säuren und bei der Durchblutung nämlich. Mangel an Vitamin B_6 äußert sich spürbar: Die Haut beginnt zu jucken und zu brennen, und es entsteht eine Neigung zu Hautentzündungen und Akne.

Das Vitamin C ist dank seiner besonderen Fähigkeiten am »Einsatzort Haut« so wichtig: erstens für die Collagen-Bildung im Bindegewebe und somit zur Straffung des Bindegewebes, zweitens für die elastischen Eigenschaften der Haut. Abhängig vom Vitamin C ist auch der Fettstoffwechsel der Haut. Ebenso die Elastizität der feinsten Kapillargefäße. Vitamin C baut das schädigende Histamin ab, von dem bei Allergien seitens der Haut und der Schleimhäute besonders viel gebildet wird. Ohne Vitamin C heilen auch Hautwunden sehr langsam oder gar nicht.

Folsäure und das Niacin leisten gemeinsam ebenfalls unschätzbare Dienste. Für die Regeneration der Zellkerne und damit auch für die Regeneration der Hautzellen sind sie unbedingt notwendig. Folsäure kann nur im Stoffwechsel verwertet werden, wenn gleichzeitig Vitamin C und Vitamin B_{12} anwesend sind. Mangelt es an Folsäure, sind Hautdegeneration und Störungen der Hautneubildung die Folge. Gleichfalls unbedingt notwendig ist die Pantothensäure. Sie sorgt für die Keratinbildung in Haut, Haaren und Nägeln. Mangelt es an Pantothensäure, ergraut das Haar vorzeitig. Es kommt zu übermäßiger Hornbildung an der Haut. Es entstehen Störungen der Hautpigmente und eine übermäßige Empfindlichkeit gegen Sonnenstrahlen. Menschen mit Pantothensäure- und Vitamin-B_2-Mangel bekommen besonders schnell einen Sonnenbrand. Die dadurch verursachten Hautschäden heilen bei ihnen nur schlecht.

Wer möchte nicht jung und frisch bleiben? Und wer wünscht sich nicht eine gesunde Haut? Wichtige Wegbereiter für diese – durchaus erreichbaren – Traumziele sind auch die Mineralstoffe und Spurenelemente. Bei einem Mangel an Vitamin B_6 kann Magnesium nicht aufgenommen werden. Magnesium ist aber ganz besonders wichtig für die Synthese von Enzymen. Ebenso für den Kohlenhydrat- und Aminosäure-Stoffwechsel des Körpers – und der Haut. Bei einem Calciummangel zeigen sich sehr häufig Allergien. Die Folge sind Wachstumsstörungen der physiologischen Darmbakterien. Dadurch wird die Aufnahme vieler Bausteine im Darm gestört. Die Folgeerscheinungen der Mängel machen sich auch in der Haut bemerkbar. Zwei ernste Konkurrenten müssen unter Kontrolle gehalten werden: Natrium und Kalium. Bei Natriumüberschuß ist die Kaliumaufnahme vermindert. Dadurch wird der Flüssigkeitsgehalt des Bindegewebes gestört. Das Vitamin C versucht, Ausgleichsmaßnahmen zu treffen, und wird vermehrt verbraucht. Für die Funktion der Hornhaut ist auch Chrom notwendig. In Zusammenarbeit mit Zink und Mangan ist Chrom zuständig für den gesamten Kohlenhydrat-Stoffwechsel zur Bildung der entsprechenden Enzyme. Zink ist unbedingt notwendig zur Aufnahme von Vitamin B_6, Vitamin A und vielen anderen Mineralstoffen. Pigmentstörungen der Haut sind eine Folge von Kupfermangel. Bei Zinkmangel kommt es zu Akne und vermehrter Ekzembildung der Haut. Auch eine verstärkte Neigung zu Allergien und eine verzögerte Wundheilung sind die Folge. Letztere vor allem in Zusammenhang mit einem Mangel an Vitamin C. Selen ist von großer Bedeutung für den Schutz der Zellmembranen und Zellfunktionen – zusammen mit Vitamin E, Beta-Carotin, Vitamin A, Vitamin C, den Aminosäuren Glutaminsäure, Cystin, Glycin und Methionin sowie Kupfer und Zink. Ein Selenmangel führt also zur vorzeitigen Alterung der Haut, verbunden mit Welkwerden und Faltenbildung. Wie jung und schön die Haut ist, hängt vom Milieu ihrer Zellen ab. Je näher dieses dem normalen Zellmilieu kommt, desto näher ist die Haut ihrem Idealzustand.

Sie sehen, wie kompliziert die Wirkzusammenhänge der vielen Bausteine sind. Eben deshalb sollten Sie auch für eine abwechslungsreiche Kost mit der »Drittel-Diät« sorgen (siehe das Kapitel »Wie Gesunde gesund bleiben«). Aber nehmen Sie auf keinen Fall Nährstoffe in therapeutischen Dosen ungezielt ein – Ihre Haut würde es Ihnen verübeln. Zeigt Ihre Haut bereits starke Schäden, hilft die Zell-Milieu-Medizin gezielt.

Frau Caroline Ohrt (Name geändert), 68 Jahre, berichtet über ihre Erfahrung: »Ich kränkelte eigentlich mein ganzes Leben lang. Schon als Kind bekam ich zweimal Gelbsucht und mit 17 eine Gallenblasenentzündung. Seit etwa 30 Jahren litt ich an Magenbeschwerden und Verdauungsstörungen. Hinzu kamen 1988 nach dem Tod meines Mannes starke Hautrötungen und Schwellungen, eine Allergie mit Haarausfall, nicht heilende Wunden nach einer Operation, starke Gewichtsabnahme sowie unangenehmes Brennen auf der Zunge. Internistische Behandlung und eine stationäre Behandlung in der Hautklinik der Universität Hamburg brachten keinen Erfolg. Eine Stuhluntersuchung in der Hautklinik hatte eine Hefepilzerkrankung ergeben. 6 Wochen lang erhielt ich täglich sechs Tabletten gegen Hefepilze. Die Stuhluntersuchung danach war wieder positiv. Ich war völlig verzweifelt, zumal mein Haarausfall zusehends fortschritt. Durch Zufall erfuhr ich von der Zell-Milieu-Medizin.

Nach der Analyse des Zellmilieus war klar, daß mein Immunsystem bei diesen schlechten Werten nicht funktionieren konnte. Ich bekam Supplemente nach einem für mich berechneten Plan. 2 Monate später, nach der zweiten Blutuntersuchung, zeichnete sich schon ein sehr guter Erfolg ab. Ich fühlte mich besser, und die Hautveränderungen gingen langsam zurück. Nach 10 Wochen wurde eine Stuhluntersuchung auf Pilze gemacht, und sie war negativ! Das glücklichste Erlebnis – besonders für eine Frau – hatte ich etwa 4 Monate nach der Behandlung: Ich traf eine Patientin, die zur gleichen Zeit wie ich ambulant in der Universitätsklinik behandelt worden war. Sie erkannte mich kaum wieder, war fassungslos über mein gutes Aussehen und meinte, mit mir wäre wohl ein Wunder geschehen. Seit dieser Zeit bin ich in Behandlung mit der Zell-Milieu-Medizin, unterziehe mich jährlichen Kontrolluntersuchungen und fühle mich sehr gut. Auch meine Verdauungs- und Magenbeschwerden plagen mich nicht mehr. Das Aussehen meiner Haut ist bestens, meine Haare sind wieder voll nachgewachsen, und ich werde jetzt für viel jünger gehalten, als ich bin. Vor allem kann ich wieder voll aktiv sein.«

Schöne Haare durch Bausteine

Gesundes Haar hat Fülle – es ist geschmeidig, glänzend und von großer Elastizität. Das Haar ist wie die Haut ein Gradmesser für Mängel an Bausteinen. Eine frühe Glatze plagt so manchen jungen Mann. Schicksal, denkt er schließlich ergeben und meint, so etwas sei ererbt. Und das stimmt nur bedingt. Zumindest verzögert ein ideales Zellmilieu die Glatzenbildung, auch wenn sie familiär programmiert ist. Und ein zuwenig behaarter Kopf durch Mängel läßt sich durch ein optimales Zellmilieu oft zu einem wieder vollen Schopf verzaubern. Auch Frauen leiden unter verstärkten »Geheimratsecken« und dünnen, brüchigen Haaren. Das macht oft sehr zu schaffen. Ursache solcher »Schönheitsfehler« ist meist ein erheblicher Mangel an verschiedenen Bausteinen. Unumstritten ist, daß gesunde Haare eine ausreichende Zinkversorgung brauchen. Denn Zink spielt im Stoffwechsel der Aminosäure Cystein eine wesentliche Rolle. Und Cystin wird zur Bildung von Keratin benötigt, der Hauptsubstanz der Haare. Neben der Pantothensäure und den anderen Bausteinen sind für die Haare die Vitamine A, E, Biotin und Folsäure besonders wichtig.

»Trägt er (sie) nicht ein wunderschönes Toupet?« flüstern sich Freunde von Betroffenen bisweilen zu. Dabei ahnen sie nicht, daß das vermeintliche künstliche Haarteil in Wirklichkeit Natur ist: Dank der Zell-Milieu-Medizin ist der Haarschopf zu jugendlicher Fülle regeneriert. Das kann durch gezielten Ausgleich der Mangelprofile oft erreicht werden.

Herr Thomas Gerhardt (Name geändert), 30 Jahre über seine Erfahrungen: Schon als ich 23 war, wurden meine Haare immer dünner. Innerhalb der darauffolgenden 5 Jahre bildete sich die erste kreisrunde Stelle auf dem Kopf. Diese Stelle wurde immer größer. Nach Erfahrungen von Freunden glaubte ich zu wissen, daß Haarausfall Schicksal ist, daß man also nichts dagegen machen könne. Nachdem ich verschiedene Mittelchen erfolglos ausprobiert hatte, wandte ich mich der Zell-Milieu-Medizin zu, die mir von einem Familienmitglied empfohlen worden war. Zell-Milieu-Diagnose und Zell-Milieu-Therapie führten zu einem unglaublichen Erfolg. Meine Haare begannen tatsächlich wieder zu wachsen. Zunächst bildete sich auf den bis dahin völlig kahlen Stellen ein feiner Haarflaum, dann wurden die Haare immer kräftiger und bekamen ihren Glanz zurück. Ein halbes Jahr nach der Behandlung sind meine kahlen Stellen zugewachsen. Eine zusätzliche positive Begleiterscheinung der Therapie ist, daß meine früher häufig aufgetretene Müdigkeit verschwunden ist.«

Herz- und Kreislauferkrankungen

Die Herz- und Kreislauferkrankungen nehmen in allen Industriestaaten dramatisch zu. Bereits Ende des vergangenen Jahrhunderts befaßten sich die Wissenschaftler mit dem Herzmuskel und erkannten: Die Überlebensfähigkeit und Funktionstüchigkeit dieses Organs hängt wesentlich ab von den Mineralstoffen. Anfangs beschränkten sich die Untersuchungen auf Natrium, Kalium und Calcium. Später wurde auch Magnesium als wesentlich für die Herz- und Kreislauffunktion entdeckt. Wie bedeutend alle übrigen Mineralstoffe und Spurenelemente und deren Wechselwirkung sind, wurde im weiteren Verlauf der Forschung zunehmend erkannt. Zum Beispiel ist Selen für die Steuerung der Herzfunktion zusammen mit dem Kalium wichtig. Kupfer und Zink sind für viele Stoffwechselkaskaden zur Energiegewinnung für das Herz notwendig. Etwa 70 Prozent seiner Energie gewinnt das Herz aus ungesättigten Fettsäuren.

An der Harvard Medical School in Boston wurde eine Studie durchgeführt. 333 Ärzte im Alter von 40 bis 84 Jahren stellten sich dafür zur Verfügung. Alle litten an Angina pectoris und/oder Komplikationen nach Bypass-Operationen. Dr. J.M. Gaziano und seine Mitarbeiter gaben den 333 Teilnehmern an jedem zweiten Tag 50 Milligramm Beta-Carotin. Es konnte nachgewiesen werden, daß die Komplikationen an den Herzkranzgefäßen um durchschnittlich 44 Prozent zurückgingen. Berücksichtigte man weitere Faktoren – wie Lebensalter und Behandlung mit anderen Medikamenten (zum Beispiel Aspirin) –, wurden die genannten Komplikationen sogar um 49 Prozent gesenkt. In der Studie wird die gute Wirkung von Beta-Carotin auf seine antioxidativen Eigenschaften zurückgeführt. Der Ausgleich aller fehlenden Bausteine führt nach neueren Studien zu weitaus besseren Ergebnissen. Das gilt sowohl für die Vorbeugung als auch für die Behandlung von Herz- und Kreislauferkrankungen.

Allein schon diese Maßnahmen zeigen also erstaunlich gute Wirkungen bei der Verhinderung von Herzinfarkten, Schlaganfällen und Herz-Kreislauf-Erkrankungen mit Todesfolge. Deshalb ist die Entdeckung so bedeutend: Wenn alle fehlenden Bausteine individuell dosiert nach Bedarf ausgeglichen werden, können Herz- und Kreislaufkrankheiten schon vorbeugend verhindert und bestehende Erkrankungen besser von

der Ursache her behandelt werden. Verkalkungen der Gefäße werden sogar zum Teil wieder abgebaut. Zugleich lernen die Menschen, sich entsprechend ihrem Bedarf zu ernähren. Außerdem sollten die Menschen Disstreß meiden und mäßigen Ausdauersport betreiben.
Bei Herztransplantationen und auch bei Ersatz anderer Organe werden die Spenderorgane zunehmend direkt vor der Einpflanzung mit einem Cocktail aus Antioxidantien durchspült, um die Freien Radikale zu entschärfen, die durch Lagerung, Kühlung und Operationen vermehrt entstehen. Diese Substanzen greifen die Zellmembrane an und behindern alle Zellfunktionen bis hin zum Zelltod. Die »geschützten« Organe überstehen diesen Streß besser und werden vom neuen Körper praktisch nicht abgestoßen, da sie weniger geschädigte und abgestorbene Zellen enthalten, die als Fremdkörper angesehen und vom Abwehrsystem bekämpft werden (siehe das Kapitel »Freie Radikale«).
Herr Dr. Jürgen Elis (Name geändert), 50 Jahre, Arzt, berichtet: »Innere Unruhe, ständige Mattigkeit, mangelnde Lebensfreude und fehlende Zufriedenheit mit dem Erreichten waren die Symptome, mit denen ich ständig zu kämpfen hatte. Es sind sowohl körperliche wie geistig-seelische Beschwerden, die ich wahrgenommen habe, insbesondere auch Herzrhythmusstörungen. Als ich die Zell-Milieu-Medizin kennenlernte, habe ich die Logik dieser Methode sofort vollkommen erkannt. Der Stoffwechsel der Zelle kann nach aller naturwissenschaftlichen Erkenntnis nur dann die körperliche und geistige Gesundheit gewährleisten, wenn ihm die notwendigen Bausteine zur Verfügung stehen. Ich habe als Arzt selbst oft genug beobachtet, daß akute Erkrankungen mit den anerkannten Methoden zwar schnell »geheilt« werden; doch häufig gibt es dabei Rückfälle. In solchen Fällen müssen also tieferliegende Störungen bestehen, die eben nicht durch eine kurzfristige Therapie mit chemischen oder auch pflanzlichen Wirkstoffen auszugleichen sind. Wirkliche Heilung heißt Regeneration der Zellen, die nur ein gesunder Stoffwechsel leisten kann.
Es war für mich eine neue Erkenntnis, daß sich der Verbrauch

von Supplementen bei körperlicher und geistig-seelischer Überbeanspruchung so entscheidend steigert, daß Mängel in den Zellen meßbar werden. Nach konsequenter Ergänzung der Bausteine über ein Jahr fühlte ich mich den zunehmenden Belastungen gewachsen und auch allgemein wohler. Dann aber erhöhte ich jedoch abermals mein Arbeitspensum, und nach etwa einem halben Jahr sank erneut meine Belastbarkeit. Eine Kontrolluntersuchung des Zellmilieus ergab ganz selbstverständlich wieder erhebliche Mängel an vielen Bausteinen. Mein Allgemeinbefinden hat sich nach erneuter Einnahme der Nährstoffe wieder gebessert. Nachdem inzwischen nun auch die unangenehmen Herzrhythmusstörungen beseitigt sind, die zuvor immer als nichtorganisch beurteilt wurden, ist dies ein gewichtiger Grund für mich, die Zell-Milieu-Medizin fortzusetzen. Denn ohne sie wäre mein jetzt insgesamt guter Gesundheitszustand nicht gegeben. Zusammenfassend möchte ich als Arzt sagen, daß ich aus allgemeiner und persönlicher Kenntnis und Erfahrung die Zell-Milieu-Medizin als eine Behandlungsmethode der Zukunft betrachte, deren Wert heute in der Schulmedizin noch zu wenig bekannt ist.«

Tip: Meiden Sie tierische Fette, essen Sie viel Seefische und Pflanzenöle, nehmen Sie nur sehr mäßig Alkohol zu sich (am besten Rotwein), und vor allem bewegen Sie sich viel. Meiden Sie Übergewicht, Trinkgelage und Tabak.

Hypertonie (Bluthochdruck)

Auch Bluthochdruck ist oft auf Bausteinemängel zurückzuführen. Größere Mängel an Bausteinen bewirken nämlich eine vermehrte Ausschüttung von Streßhormonen (Katecholaminen). Dieser Zustand ist wie eine Dauerstreßstituation – so, als ob der Mensch auf eine Flucht- oder Angriffssituation vorbereitet werden müßte. Dazu wird der Blutdruck durch Verengung der kleinsten Blutgefäße (Kapillaren) erhöht. Weitere Aufgabe der Katecholamine ist es, bei einer Streßbelastung den Fettstoffwechsel anzuregen und damit die Energiebildung zu mobilisieren. Diese Vorbereitungen des Körpers auf eine Flucht- oder Angriffsituation ist im Bedarfsfall durchaus sinnvoll – für den Notfall müssen alle Reserven schnell mobilisiert werden. Aber auf die Dauer hält der beste Körper diese Energieverschwendung nicht durch – die Reserven schmelzen rasch dahin. Die Energiebildung wird mit zunehmendem Mangel an Bausteinen weiterhin verringert. Weil der Körper Bausteinemängel auch noch als eine Dauerstreßsituation ansieht, verbraucht er noch mehr Bausteine als normal. Die Mängel werden also immer größer. Hier hilft die Zell-Milieu-Medizin. Die überhöhte Bildung der Katecholamine sinkt auf den Normalwert ab. Fettstoffwechsel und Energiehaushalt normalisieren sich ebenfalls. Und vor allem: Gefäße und insbesondere die Kapillaren haben wieder einen normalen Durchmesser. Als Folge normalisiert sich der Blutdruck.

Auch ein zuviel an Bausteinen kann zu Bluthochdruck führen. Insbesondere die Chlorionen und Natriumionen, die zusammen als Kochsalz (NaCl) durchaus beliebt sind, führen im Übermaß genossen zur Hypertonie. Sind dagegen zu wenige dieser Ionen und anderer Bausteine in den Zellen, kommt es zur Hypotonie, dem zu niedrigen Blutdruck.

Tip: Hier sind regelmäßiger Ausdauersport und eine schlanke Figur besonders wichtig. Lesen Sie die Tips im Abschnitt »Herz- und Kreislauferkrankungen«.

Herr Günther Wernau (Name geändert), 50 Jahre, berichtet über seine Erfahrungen: »Früher hatte ich 12 Jahre lang stark geraucht, etwa 40 Zigaretten am Tag. Dann gab ich das Rauchen auf. Die Folge war eine starke Gewichtszunahme. Ich litt an Verdauungstörungen, erheblich erhöhten Leber-, Cholesterin- und Zuckerwerten, und ich hatte starken Bluthochdruck. Nach verschiedenen Fastenkuren nahm ich zwar ab, doch die Begleiterscheinungen waren überaus unangenehm. Die herkömmliche Medizin konnte mir bei der Verbesserung meines Gesundheitszustands wenig helfen. Erst die Zell-Milieu-Medizin änderte etwas: Leber-, Cholesterin- und Zuckerwerte waren schon nach 3 Monaten wieder normal. Auch der Blutdruck hat sich inzwischen normalisiert. Insgesamt haben sich der gesamte Stoffwechsel und die Verdauung ständig verbessert. Auf diesem Gebiet habe ich seit langem keine Beschwerden mehr. Insgesamt hat sich mein Gesundheitszustand durch die Zell-Milieu-Medizin deutlich verbessert. Das zeigt sich unter anderem auch daran, daß ich häufigem Streß besser gewachsen bin. Die Regenerationsphase ist erfreulich kurz, so daß nach einem stressigen Tag eine Nacht mit ausreichend Schlaf zur Regeneration völlig ausreicht.«

Immunsystem (Abwehrsystem)

Der Körper muß sich ständig verteidigen. Die Angreifer sind stark; sie können nur mit einer schlagkräftigen »Armee« zurückgeworfen werden. Die Armee, das sind die Abwehrzellen, und ihre Munition sind die Bausteine. Die Angreifer, das sind Bakterien, Viren, Pilze und insbesondere Krebszellen. Als »Verteidigungsministerium« koordiniert das Immunsystem diesen andauernden Kampf. Viele verschiedene Zellarten sind daran beteiligt. Eine hochspezialisierte »Armee« führt also unseren persönlichen Überlebenskampf. Und wir können eine Menge tun, um ihr dabei zu helfen.
Zu den Angreifern gehören auch zahlreiche schädigende Substanzen wie zum Beispiel Umweltgifte oder Genußgifte. Sie belasten das Abwehrsystem zusätzlich. Die Immunzellen werden gebildet im Lymphgewebe des Darms, im Knochenmark, der Thymusdrüse, der Milz sowie den Lymphknoten und Lymphfollikeln. Die Immunzellen produzieren spezielle Eiweiße (Immunglobuline). Diese zirkulieren im Blut- und Lymphsystem – wie die Polizei auf ununterbrochener Streifenfahrt in einer Großstadt. Die Qualität des Abwehrsystems wird beeinflußt durch Erbfaktoren, durch die Psyche und insbesondere durch die Ernährung. Weil die Aufgaben der Immunzellen so vielfältig und energieverzehrend sind, brauchen sie unverhältnismäßig viele Bausteine. Deshalb ist es begreiflich, daß Mängel an Bausteinen die Gesamtleistung des Immunsystems schwächen. Folge ist eine verminderte Widerstands-

fähigkeit des Menschen; denn wie stark ist eine Armee ohne Munition?
Auch der Aggressor Umweltgifte wird bei Bausteinemängeln schlechter bekämpft. Deshalb wird das Abwehrsystem durch diese Gifte um so stärker geschädigt, je größer die Bausteinemängel sind. Die Immunglobuline bestehen überwiegend aus Aminosäuren. Mängel an den Aminosäuren Tryptophan, Tyrosin, Phenylalanin, Arginin, Cystin, Glutathion und Methionin machen sich daher besonders ungünstig bemerkbar. Wichtig sind auch die mehrfach ungesättigten Fettsäuren und die ganze Palette der Vitamine, Mineralstoffe und Spurenelemente. Dabei haben die einzelnen Bausteine durchaus unterschiedliche Wertigkeiten für das Immunsystem. Aber letztlich macht sich jeder Mangel bemerkbar, weil immer eine Kombination aus sehr vielen Bausteinen für ein gutes Funktionieren des Immunsystems notwendig ist. Auch hier gilt der Grundsatz: Die stärkste Kette ist nur so stark wie ihr schwächstes Glied. Menschen in einem schlechten Ernährungszustand, die sich überdies extrem verausgabt hatten, bekamen in früheren Jahrzehnten besonders häufig Lungentuberkulose. Auf Tuberkulosestationen erhielten deshalb alle Ärzte und Schwestern täglich einen Liter Milch. Außerdem wurden sie in der Kantine besonders gut ernährt. Und siehe da, sie haben sich praktisch nie angesteckt.
Wenn das Abwehrsystem »im Keller« ist, droht heute eine andere große Gefahr: Menschen mit einer HIV-Infektion erkranken an AIDS, wenn sie große Mängel an Bausteinen haben. Das kann durch schlechte Ernährung und/oder ein ausschweifendes Leben hervorgerufen werden. Eine Chance gibt es aber, wenn man mit Hilfe der Zell-Milieu-Medizin das Zellmilieu und somit den Zellstoffwechsel optimiert. Die Abwehrkraft gegen die HIV-Viren wird größer. Damit steigt die Wahrscheinlichkeit, daß man nach einer Infektion mit HIV-Viren nicht an AIDS erkrankt. Menschen können also trotz einer Infektion mit HIV-Viren länger leben. Schützen kann die Zell-Milieu-Medizin vor einer solchen Infektion allerdings nicht. Sie ersetzt weder das Kondom noch die sorgfältige Partnerwahl.

Auch Allergien sind Ergebnis eines geschwächten Immunsystems. Dieses verkennt dann Pollen, Nahrungsmitteleiweiße, Antibiotika, Kosmetika und viele andere Stoffe als Fremdkörper und bekämpft sie in einem unnötigen, verzweifelten Abwehrkampf. Es reagiert eigentlich übertrieben und dennoch erfolglos. Es kämpft wie Don Quijote vergeblich gegen eine Windmühle an, bis es sich schließlich erschöpft. Dann sind allergisches Asthma, Heufieber oder schockartige Allergiezustände die Folge.

Jedes kleine Versagen des Immunsystems hat Folgen – zum Beispiel einen Schnupfen, Halsentzündung oder Bronchitis. Je schwächer das Abwehrsystem ist, desto häufiger sind Infekte, und desto schwerer ist deren Verlauf. Und jeder Infekt kostet das Immunsystem sehr viele Bausteine und schwächt es wiederum. Unsere »Abwehrarmee« braucht ständig neue Munition – besonders wenn sie diese im Kampf »verschossen« hat.

Tip: Um das Abwehrsystem zu stärken, brauchen Sie außer einer gesunden Ernährung mit der »Drittel-Diät« insbesondere ein ausgeglichenes vegetatives Nervensystem. Dafür sorgt ausreichend Schlaf, viel Bewegung an frischer Luft, nicht zuviel und nicht zuwenig Streß, Freude und Geselligkeit. Hilfreich sind auch Bürstenmassagen, Wechselduschen und regelmäßiger Saunabesuch.

Herr Andreas Ewald (Name geändert) 42, Sänger, berichtet über seine Erfahrungen: »Seit Jahren litt ich an schwersten Infektionen der Nasennebenhöhlen, der Stimmbänder und der Bronchien. Außerdem hatte ich starke Magenbeschwerden mit häufigem Durchfall und Blähungen. Dann gab es Nächte, in denen ich stündlich schweißgebadet aufwachte und nicht wieder einschlafen konnte. Außerdem hatte ich schubweise regelrechte Schwächeperioden, in denen mich jede kleinste körperliche Tätigkeit ungewöhnlich anstrengte, zum Beispiel das Treppensteigen. Ich lebe seit 13 Jahren als Berufssänger in Hamburg. Erst als die genannten Symptome häufiger auftraten, begab ich mich deswegen in Behandlung bei verschiedenen Fachärzten. Doch die Symptome wurden immer auffallender und beunruhigender. Da erfuhr ich durch Bekannte von der

Zell-Milieu-Medizin. Nach einem Gespräch mit dem Arzt entschied ich mich für die Zell-Milieu-Therapie. Der Erfolg ist eindeutig. Meine Erkrankungen sehe ich als geheilt an. Erkältung, Schlaflosigkeit und Durchfall treten nur noch in ›normalen‹, großen Abständen auf, Schwächegefühle und Blähungen überhaupt nicht mehr. Insgesamt bin ich leistungsfähiger und sicherer in meinem Beruf. Die Angst, im falschen Moment zu erkranken und nicht singen zu können, ist vorüber.«

Konzentrationsstörungen

Antje Christiansen (Name geändert), 13 Jahre, Schülerin, berichtet über ihre Erfahrung: »Mir ging es sehr schlecht. Ich konnte mich nicht konzentrieren, war immer müde und hatte zu nichts Lust. Ich hatte oft ein Kribbeln in den Beinen, und meine Eltern sagten, daß ich zu blaß sei. Dabei habe ich immer 10 bis 11 Stunden geschlafen. Ich mußte mich nie überanstrengen, und gegessen habe ich auch gut. Der Kinderarzt sagte, ich sei in der Schule überfordert. Meine Eltern ließen mich mit der Zell-Milieu-Medizin behandeln. Schon nach ein paar Wochen fühlte ich mich viel besser. Ich bin nicht mehr so blaß wie früher, und das Kribbeln in den Beinen hat aufgehört. Auch kann ich mich jetzt richtig konzentrieren und habe wieder Spaß daran, Dinge zu tun.«

Krebserkrankungen

Zum Leben gehört eine tägliche milliardenfache Zellteilung in allen Organen und Strukturen des Körpers. Dabei kommt es bei nur einigen hunderttausend Zellteilungen zu schwerwiegenden Fehlern – und die gestörten Zellen brechen aus dem geordneten Verhalten ihrer Nachbarzellen aus. Sie nehmen dann keine Rücksicht auf die Bedürfnisse anderer Zellen und übernehmen auch keine Aufgaben und Pflichten für den Gesamtkörper. Diese Zellen wuchern auf Kosten ihrer normalen

Geschwister, breiten sich ungehemmt aus, zerstören zunächst ihre Nachbarn und schließlich den ganzen Menschen. Diese eigentlich selbstmörderische »Selbstverwirklichung« auf Kosten der anderen ist chaotisch, denn wenn der ganze Mensch stirbt, sterben auch diese Krebszellen. Glücklicherweise haben wir ein Immunsystem. Es wird normalerweise mit dem Ansturm der täglich anfallenden Krebszellen spielend fertig. Wir merken nicht einmal etwas davon. Unser Abwehrsystem braucht dafür nur täglich seine ausreichende Munition, die Bausteine.

Unglücklicherweise gibt es Stoffe, die unsere tapferen Abwehrzellen und sogar die sich friedlich mit der Zellteilung beschäftigten Körperzellen schädigen. Etliche dieser Stoffe stellt der Körper selbst her – einige entstehen mit jedem Atemzug. Unser Körper erzeugt seine Energie im wesentlichen aus Fett und Eiweiß unter »Verbrennung« von Sauerstoff. Im Verlauf von etwa 70 Lebensjahren braucht ein Mensch ungefähr 17 Tonnen Sauerstoff. Bei der Energieerzeugung fallen in dieser Zeit etwa eine Tonne »Abgase« (H_2O_2 und HO^+) an, die als Freie Radikale die Zellmembrane und alle Zellstrukturen angreifen und schädigen: Durch die Freien Radikale altert der Mensch im wesentlichen. Der Sauerstoff, den wir zum Leben dringend brauchen, bringt uns gleichzeitig nach mehreren Jahrzehnten um. Gegen diese Freien Radikale (H_2O_2 und HO^+) und die im normalen Körpergeschehen vorkommenden Freien Radikale wie oxidierende Enzyme und Abfallprodukte von Freßzellen (Phagozyten) schützen uns glücklicherweise die Antioxidantien.

Aber wir setzen unseren Körper auch von außen den Freien Radikalen aus. Umweltgifte in Nahrungsmitteln, Atemluft, Wasser sowie Pestizide (Pflanzenvernichtungsmittel), diverse Arzneimittel, Röntgenstrahlen, Alkohol und Zigarettenrauch schwächen unser Immunsystem und steigern gleichzeitig die Anzahl der täglich entstehenden Krebszellen. Auch die ultravioletten Strahlen des Sonnenlichts schädigen nicht nur die Haut. Ein intensives 8stündiges »Sonnenanbeten« bringt für etwa 8 Tage eine nachweisbare, deutliche Vermehrung der Freien Radikale.

Und einige zunächst harmlose Stoffe wandelt unser Körper in krebserzeugende Substanzen um. Der insgesamt gesunde Salat enthält Nitrat, wie auch die meisten Wurst- und Pökelwaren – damit die Wurst appetitlich frisch aussieht. Mit der täglichen Nahrung nimmt der Mensch Nitrat, Nitrit und biogene Amine zu sich. Unter den sauren Bedingungen des Magensaftes (Salzsäure) werden sie in Nitrosamine umgewandelt. Nitrosamine erzeugen Krebs. Das haben tierexperimentelle Untersuchungen erwiesen. Dabei sind verschiedene Organe besonders gefährdet: zum Beispiel Magen, Atemwege, Prostata, Gebärmutterhals.

Ein Raucher, der täglich 10 Zigaretten »qualmt«, verabreicht sich damit selbst etwa 10 Millionstel Gramm verschiedener Nitrosamine. Mit Lebensmitteln nimmt indessen jeder Mensch pro Tag etwa 0,5 Milliardstel Gramm Nitrosamine auf. Auch im Trinkwasser kommt Nitrat vor. Durch die Bakterienflora des Mundes wird es zu 20 Prozent in Nitrit umgewandelt. Dieses wiederum reagiert mit dem Magensaft und biogenen Aminen zu Nitrosamin. Der wirkungsvollste Schutzfaktor gegen die krebserzeugenden und giftigen Wirkungen von Nitrit und Nitrosaminen ist das Vitamin C. Eine entscheidende Rolle in der Abwehr von Krebserkrankungen spielen auch die mehrfach ungesättigten Fettsäuren. Gerade bei Menschen mit Darmkrebs zeigen sich extrem erniedrigte Werte an mehrfach ungesättigten Fettsäuren, insbesondere in den roten Blutkörperchen sowie an Cholesterin im Blutserum.

Das Kupfer/Zink-Verhältnis ist bei Patienten mit gutartigen und bösartigen Lungentumoren gegenüber Gesunden deutlich verändert. Deutlich niedriger als bei Gesunden und auch bei Patienten mit gutartigen Lungenerkrankungen sind die Zinkwerte bei Lungenkrebs-Patienten. Erhöht sind dagegen die Kupferwerte bei Patienten mit bösartigen Lungentumoren. Eine Beziehung zu den Werten von Kupfer und Zink vor der Operation zeigen auch die Überlebenskurven der Krebspatienten. An der Universität La Jolla, Kalifornien (USA), konnte an 25 620 Versuchspersonen nachgewiesen werden, daß Menschen mit einem niedrigen Gehalt an Vitamin D im Blut dreimal häufiger ein Dickdarmkarzinom aufweisen. Bei Krebs ist die Aminosäure Glutathion deutlich vermindert. Brustkrebs wird durch die Gabe von Glutathion stark im Wachstum behindert.

Krebs macht sich bei vielen Menschen zunächst durch eine starke Gewichtsabnahme bemerkbar. Bei fortgeschrittenen Krebserkrankungen geraten die Menschen in einen ausgezehrten Zustand. M. J. Tisdale, Aston University (Birmingham), fand heraus, daß bei Krebserkrankung ein ganz besonderer fettmobilisierender Faktor von Turmorgewebe bei Mäusen gebildet wird. Dadurch wird der Stoffwechsel des Körpers zugunsten des Tumors umorganisiert. Gegen die Gewichtsabnahme wird die besonders in Fischölen vorkommende Fettsäure EPA (Eicosapentaensäure) eingesetzt; der fettmobilisierende Faktor der Krebszellen wird dadurch in seiner Wirkung aufgehoben. So kommt es nach Ausgleich des EPA-Mangels nicht nur bei Mäusen, sondern auch beim Menschen zu erfreulichen Gewichtszunahmen.

Eine gleichzeitige Verringerung der Selen- und Vitamin-E-Konzentration ist mit einem um den Faktor 10 erhöhten Risiko für Brustkrebs verbunden. Das konnte M. Tolonen vom Department of Health (University of Helsinki) in einer Studie nachweisen. Andererseits haben Patientengruppen mit normal hohen Selen- und Vitamin-E-Werten die niedrigste Wahrscheinlichkeit, ein Karzinom im Magen- und Darmbereich zu bekommen. Eine Studie mit 100 Patienten, die an Lungen-, Hals- und Kopftumoren erkrankt waren, wurde in der N. D. Anderson-Klinik in Texas durchgeführt. Gaben von Vitamin A über 1 Jahr führten selbst nach 32monatiger Beobachtungszeit dazu, daß nur 2 Patienten einen Zweittumor entwickelten. Zur Zeit werden in den USA 12 weitere großangelegte Studien durchgeführt. Das Ziel ist dabei, weitere Substanzen zu finden, die zur Vorbeugung gegen Krebserkrankungen eingesetzt werden können. In solchen Studien wird sehr häufig nur mit einem Baustein gearbeitet, um einen eindeutigen Effekt statistisch nachweisen zu können. Dabei ist es sehr viel sinnvoller, alle fehlenden Bausteine zu ergänzen.

Professor Hans-Joachim Gabius und Mitarbeiter vom Max-Planck-Institut in Göttingen wiesen nach, daß die Hauptwirksubstanz im Mistelextrakt das Mistellektin 1 (ML-1) ist. Der Mistel-Gesamtextrakt führt zu einer deutlichen Vermehrung der Abwehrzellen (Zunahme der Zytokine, TNF-Alpha, natürliche Killerzellen, LGL-Leukozyten, neutrophile Granulozyten und T-Helferzellen). In eigenen Studien konnte ich nachweisen, daß auf ML-1 standardisierter Mistel-Gesamtextrakt zu einer deutlich vermehrten Aufnahme der Bausteine in die Zellen und einer Verstärkung des Zellstoffwechsels führt. Die Abwehrzellen bekommen also mehr Munition, werden aktiver, und der Gesamtorganismus wird gestärkt, wenn mit der Zell-Milieu-Medizin gleichzeitig der Bausteinebedarf individuell supplementiert wird.
Die Zell-Milieu-Medizin zusammen mit standardisiertem Mistel-Gesamtextrakt führt also zu einer Verbesserung der Transportmechanismen von Bausteinen in die Zellen hinein, indem sich Poren und Kanäle für bestimmte Bausteine öffnen und andere Bausteine durch Anregung von Carrier-Systemen ebenfalls vermehrt in die Zellen gelangen. Die beiden deutschen Nobelpreisträger Professor Bert Sakmann und Professor Erwin Neher haben für den Nachweis solcher Ionenkanäle an den Zellmembranen und die dafür notwendige Technik (patch-clamp-Technik) zur Messung der Ionenströme den Nobelpreis für Medizin 1991 erhalten.
Hilfreich ist die Zell-Milieu-Medizin also auch für Patienten mit Krebserkrankungen. Sie überstehen die notwendigen Operationen, die Bestrahlungen und die Chemotherapie mit deutlich weniger Nebenwirkungen. Insgesamt verbessert die Zell-Milieu-Medizin die Lebensqualität und die Lebenserwartung krebskranker Menschen. Sie holen Gewichtsverluste wieder auf, haben weniger Schmerzen und können ihr Leben wieder genießen.
Tip: Zur Vorbeugung gegen Krebs und auch als zusätzliche Therapie bei Krebserkrankungen wirken insbesondere die antioxidativen Bausteine, die »Freie-Radikale-Fänger«. Auch Vitamin B_6 behindert das Tumorwachstum. So ist beispielsweise

eine Vitamin-B_6-Salbe erstaunlich hilfreich, wenn man sie direkt auf Melanome (schwarzen Hautkrebs) aufträgt. Eine Wirkung gegen Krebs zeigen auch die Spurenelemente Mangan und Molybdän. Überaus wichtig für das Immunsystem sind auch die Mineralstoffe und Spurenelemente, vor allem Zink, Magnesium, Eisen und Kupfer. Ebenso bedeutend sind die Aminosäuren als Bausteine des Immunsystems.
Im folgenden berichtet ein Patient, der an Magenkrebs litt, Herr Franz Ohlmen (Name geändert), 70 Jahre, über seine Erfahrungen: Im November 1990 wurde bei mir ein Magenkrebs festgestellt. Vor der Operation habe ich mich mit der Zell-Milieu-Medizin fit machen lassen. Im Dezember 1990 wurde ich operiert: Billroth-II, das heißt, zwei Drittel meines Magens wurden herausgenommen. Ich bin nicht nur ungewöhnlich schnell wieder auf die Beine gekommen und brauchte kaum eine Intensivpflege, sondern habe sogar am 4. Tag nach der Operation auf eigenen Wunsch die Universitätsklinik verlassen und bin mit der MS »Europa« auf Kreuzfahrt nach Südamerika gegangen. Dort habe ich mir vom Schiffsarzt am 10. Tag die Fäden ziehen lassen. Die Zell-Milieu-Medizin habe ich sofort nach dem Verlassen des Krankenhauses wiederaufgenommen und auch während der Reise weitergeführt. Viele Ärzte haben mir bestätigt, daß dieser Verlauf wirklich ungewöhnlich gut ist und ich ohne Kraftverlust die schwere Operation überstanden habe. Ich kann nur sagen, daß mich die Zell-Milieu-Medizin für die Operation fit gemacht und auch sehr schnell wieder auf die Beine gebracht hat. Nachuntersuchungen in der Universitätsklinik mit Hilfe der Endoskopie zeigen seitdem keinen krankhaften Befund mehr, und dank der Zell-Milieu-Medizin fühle ich mich 10 Jahre jünger.

Migräne

Eine Patientin, die an Migräne litt, Frau Helga Zimmermann (Name geändert), 54 Jahre, berichtet über ihre Erfahrungen: »Seit meinem 24. Lebensjahr litt ich an starken Migräneanfäl-

len, die von Erbrechen und Durchfall begleitet wurden. Hinzu kamen Kopfschmerzen, die vom Hinterkopf bis zu den Augen ausstrahlten. Während der ersten Schwangerschaft (mit 25) ging es mir sehr gut. Danach kamen in Abständen wieder die Migräneanfälle. Auch bei der zweiten Schwangerschaft ging es mir wieder gut. Gleich nach der Geburt bekam ich eine geschwollene Zunge mit Rissen und Belag. Die Ursache wurde nicht gefunden. Auch die Migräneanfälle kamen wieder. Im Laufe der Jahre wurde mein Allgemeinzustand immer schlechter. Ich war sehr nervös und leicht erschöpft, litt an Unruhe, Verstopfung und Niedergeschlagenheit. Ärztliche Untersuchungen brachten keine Ergebnisse; meine Beschwerden wurden als psychosomatische Störungen eingestuft. Auf Empfehlung erlernte ich Autogenes Training, das aber auch keine Erleichterung brachte.
Bei Freunden hörte ich von der Zell-Milieu-Medizin; ich wurde hellwach und entschloß mich dazu. Das Ergebnis der Blutuntersuchung wies erhebliche Mängel im Bereich der Vitamine, Mineralstoffe und Spurenelemente, Fettsäuren und Aminosäuren auf. Ich bekam 20 Spritzen, nahm genau nach Plan verschiedene Supplemente ein und stellte auch meinen Ernährungsplan wie vorgesehen um. Nach 5 Wochen spürte ich bereits ein besseres Befinden, und die Erschöpfung ließ nach. Ich durfte mit Freuden feststellen, daß ich keine schweren Migräneanfälle mehr hatte. Auch jetzt, nach mehreren Jahren, kommt es nur noch gelegentlich vor, daß ich leichte Kopfschmerzen mit etwas Übelkeit habe. Mein Lebensgefühl hat sich wesentlich gebessert. Ich habe mehr Energie, meine Haut ist besser durchblutet. Aber was das Wichtigste ist: Ich bin ruhiger und ausgeglichener geworden. Familie und Freunde bestätigen das. Auch unter Verstopfung leide ich nicht mehr. Selbst meine Zunge ist inzwischen in Ordnung gekommen.«

Nervenerkrankungen

»Nein, meine Suppe eß' ich nicht!« schreit der »Suppenkasper« in den »Struwwelpeter-Geschichten« des Frankfurter Arztes Dr. Heinrich Hoffmann von 1844. Der »Suppenkasper« aß seine Suppe so lange nicht, bis er tot, verhungert war. Schon bei Kindern kann es anfangen: Verhaltensstörungen, die bereits im Vorschulalter beginnen, sind häufig auf komplexe Mangelprofile zurückzuführen. Vor allem mangelt es in solchen Fällen an Niacin. Damit verbunden sind »Fehlbestände« an den membranständigen Vitaminen A und E sowie den B-Vitaminen, essentiellen Fettsäuren und mehreren Aminosäuren.
In solchen extremen Mangelzuständen hat sehr häufig auch die sogenannte jugendliche Schizophrenie ihren Ursprung. Auch viele andere Nervenerkrankungen gehen auf Bausteine-Mängel zurück. Das beginnt bei Stimmungsschwankungen und führt über Konzentrations- und Gedächtnisschwierigkeiten, Antriebsschwäche, Depressionen, Schizophrenie und Verwirrtheit bis hin zu psychotischen Zuständen.
So manche psychische Störung, die von Menschen als Schicksal, Altersfolge oder gar Charakterschwäche ohnmächtig hingenommen wurde und sich trotz Psychotherapie und Psychopharmaka nicht nennenswert beheben ließ, hat sich dank der Zell-Milieu-Medizin wieder in einen vitalen, fröhlichen und leistungsfreudigen Zustand aufgelöst. Schlappe, ausgelaugte Manager reagieren bei Streß nicht mehr kopflos.

Manager brauchen Nerven wie Drahtseile

Wer hätte nicht schon vom »Managersyndrom« gehört. Und wie viele Führungskräfte in unserem Land sind persönlich davon betroffen! Wer der Hektik des Berufsalltags und der »Tyrannei« des Terminkalenders ausgesetzt ist, weiß ein Lied davon zu singen. Was der bedauernswerte Betroffene vermutlich nicht weiß: Er verbraucht insbesondere die Aminosäuren Phenylalanin, Tyrosin und Methionin, außerdem die Vitamine der

B-Gruppe einschließlich des Cholins sowie Vitamin C, Magnesium und die mehrfach ungesättigten Fettsäuren. Die Folge ist eben jenes »Managersyndrom«: Der Mensch fühlt sich »alle«; er ist unkonzentriert, abgeschlagen, erschöpft. Schon am späten Vormittag ist er müde und reagiert auf Anforderungen nervös, aggressiv und gereizt. Ebenso reagiert er auf seine Mitmenschen. Bei diesem Mangelspektrum fließen nicht nur die Gedanken zäh und schwerfällig von Nervenzelle zu Nervenzelle. Auch die fettsäurehaltige Schicht der Nervenzellmembrane und die phosphorhaltigen Fettsäuren verfetten und verkleben buchstäblich. Dadurch können die Nervenzellen weniger Nährstoffe aufnehmen, und auch die Sauerstoffversorgung der Gehirnzellen wird herabgesetzt. Die Folge sind »tote Fettkügelchen« an den Zellmembranen, die sogenannten Amyloide und Lipofuscine. Fehlen außerdem noch die Antioxidantien, so passiert es: Die Lipofuscine lagern sich in allen Nervenzellen und auch in der Haut ab. Sie heißen nicht umsonst »Altersflecken«: Sie geben tatsächlich Auskunft über den momentanen Alterszustand von Gehirn-, Nerven- und Hautzellen. Die Zellen vergreisen vorzeitig, wenn zusätzlich das B-Vitamin Cholin fehlt. Ein sehr großer Mangel an Cholin kann sogar die Alzheimersche Krankheit auslösen. Wer Bausteinemängel in den Nervenzellen hat, hat eine »lange Leitung«. Viele alte Mitbürger, die jahrelang freudlos in Altersheimen oder in ihrer eigenen Wohnung dahindämmerten bekommen nach Ausgleich der Bausteinemängel einen regelrechten Energieschub und sind mit neuem Schwung wieder wie »junge« Alte.
Tip: Besonders reichlich ist das B-Vitamin Cholin in Eigelb, Bierhefe, Weizenkeimen, Lecithin und Leber enthalten. Sie denken schneller, leisten mehr und sind auch fröhlicher, wenn die insbesondere für die Gehirnzellen notwendigen Bausteine ausgeglichen sind. Schlechte Zensuren in der Schule sind dann passé und auch Prüfungen werden mit Bravour bestanden. Das Geheimnis des Erfolges und des Selbstbewußtseins ist ein optimales Zellmilieu.
Unterstützend wirkt die Gabe von ionisiertem Sauerstoff. Denn die verklebten und verdickten Nervenzellmembrane

führen ja auch zu einer verminderten Sauerstoffversorgung.
Der Top-Manager Joachim Ernst (Name geändert), 45 Jahre, berichtet: »Meine Beschwerden begannen nach extremen psychischen Belastungen. Das war nach dem Tod meiner langjährigen Lebensgefährtin und der lebensgefährlichen Erkrankung meiner neuen Partnerin 2 Jahre später. Zeitgleich gab es äußerst hohe berufliche Anforderungen durch Übernahme einer Führungsposition. Zu diesem Zeitpunkt setzten vegetative Beschwerden verschiedenster Art ein; zum Beispiel Bluthochdruck, funktionelle Herzbeschwerden, Atemnot und Meteorismus, begleitet von schweren depressiven Verstimmungen, vorübergehendem Konzentrationsverlust, Stoffwechselstörungen, partiellen Durchblutungsstörungen zum Beispiel im Auge, starken Durchschlafstörungen, Nachlassen der Körperkräfte und Haarausfall.
Zunächst hatte ich meine Ehefrau, die an Migräne leidet, einige Zeit zur Behandlung mit der Zell-Milieu-Medizin begleitet. Da ich trotz vieler Therapieversuche keine Besserung erreichen konnte, begab ich mich ebenfalls in die Behandlung mit der Zell-Milieu-Medizin. Die Substitutionstherapie wurde unterstützt durch Akupunktur. Etwa 2 Wochen nach Therapiebeginn setzte ich die von meinem Hausarzt verordneten Psychopharmaka ab. Dann bemerkte ich allmählich eine Besserung meines Zustands. Nach inzwischen zweijähriger Therapie fühle ich mich von allen geschilderten Beschwerden geheilt. Besonders zu bemerken ist, daß ich seit etwa eineinhalb Jahren keine Infektionskrankheiten mehr gehabt habe, während ich vorher fast ständig mit Mandelentzündungen, Bronchitis und Magen- und Darminfekten belastet war. Vor der Zell-Milieu-Medizin belastete mich jeder banale Schnupfen 2 bis 3 Wochen lang; heute ist der Verlauf eines Schnupfens kaum bemerkbar, und die minimalen Symptome sind nach wenigen Tagen verschwunden. Mein Lebensgefühl hat sich erheblich gesteigert, und meine Lebensqualität ist ungleich besser geworden. Den großen beruflichen Belastungen bin ich gut gewachsen. Die verbesserte Lebensqualität läßt wieder eine sinnvolle Freizeit-

gestaltung zu. Die Konzentrationsfähigkeit ist wieder so gut wie vor der Erkrankung, der Haarwuchs hat sich normalisiert, Schlafbeschwerden und depressive Verstimmungen gehören der Vergangenheit an.«

Neurodermitis

»Die Neurodermitis entsteht durch einen Mangel an essentiellen Fettsäuren, insbesondere Gamma-Linolensäure.« Das erklärte der Dozent Dr. Bodo Melnik während eines Symposiums der Dermatologen am 14. Dezember 1990 in Nürnberg. Neurodermitis-Kranke haben offensichtlich einen Enzymdefekt in der Haut. Die Delta-6-Desaturase ist notwendig zur Umwandlung von Linolsäure in Gamma-Linolensäure. Aus Linolensäure wird das immunologisch wichtige Prostaglandin PG1 gebildet (siehe Kapitel »Fettsäuren«). Bei Menschen mit Neurodermitis ergeben Blutanalysen erhöhte Linolsäure- und Protaglandin-E2 (PG2)-Werte, gleichzeitig ist die Linolensäure erniedrigt. Bereits bei Säuglingen führt diese Erkrankung zu Defekten im Immunsystem. Daraus ergeben sich auch allergische Erscheinungen, die wiederum die Neurodermitis verstärken. Die Betroffenen reagieren auf viele Nahrungsmittel allergisch; zumindest zeigen sie auf diverse Nahrungsmittel unangenehme Reaktionen, so daß sie diese Lebensmittel meiden. Ihre Ernährung wird einseitig und dadurch die Bausteinemängel immer größer. Dies verstärkt die Neurodermitis. Es ist erstaunlich, wie *glatt* die Haut dieser Patienten nach gezieltem individuellem Ausgleich ihrer Bausteinemängel wieder aussieht. Auch sind die meisten »Lebensmittelallergien« mit der Therapie spurlos verschwunden. Echte Nahrungsmittelallergien müssen unbedingt beachtet und desensibilisiert werden, was seit kurzer Zeit möglich ist.

Tip: Traubenkernöl oder Sonnenblumenöl sollte an keinem Salat fehlen. Seefische sind für Sie besonders wichtig. Auf echte Nahrungsmittelallergien müssen Sie Rücksicht nehmen. Äußerlich helfen Nachtkerzenöl und Vitamin-A- und E-Salben.

»Phosphat-Kinder«

Die Geschichte des »Zappelphilipp« aus dem »Struwwelpeter« ist eine Parodie auf das gestörte Verhalten, wie es sogenannte »Phosphat-Kinder« zeigen.
Die Symptome sind bekannt: Unruhezustände, Aggressionen, Verhaltensstörungen und extreme Schriftbildveränderungen kennzeichnen diese Kinder. Als verantwortlich dafür gelten phosphathaltige Nahrungsmittel. In Wirklichkeit haben diese Kinder jedoch starke Mangelprofile. Eigentlich sind sie gar nicht überempfindlich gegen Phosphor und Phosphat. Vielmehr können sie Phosphor nicht ausreichend im Stoffwechsel verarbeiten. Das liegt an ihren Mängeln an anderen Bausteinen. Deshalb reichert sich Phosphor an. In Verbindung mit den Mängeln ruft es das oben beschriebene Beschwerdebild hervor, das sogenannte hyperkinetische Syndrom.
Wie das monokausale Denken zu einem falschen Ergebnis führt, zeigt sich gerade am Beispiel der »Phosphat-Kinder«. Hier wird versucht, die Ursache der Erkrankung auf den einen Faktor – nämlich Phosphat – zu reduzieren. Schuld sind weder ein Zuviel an Phosphat noch eine »Phosphat-Allergie«. Vielmehr reichert sich das Phosphat im Serum an, weil es – wegen der Mängel an anderen Bausteinen – nicht ausreichend in die Zellen hineingelangen beziehungsweise nicht ausreichend am Stoffwechselgeschehen teilnehmen kann. Dies führt zu einem Kupferüberschuß in den Zellen und als Folge zu Verhaltensstörungen. Diese Kinder leiden häufig auch an Nahrungsmittelallergien. Eine phosphatarme Ernährung führt sogar in die falsche Richtung; es entstehen dann nämlich Phosphatmängel in den Körperzellen. Die »Phosphat-Krankheit« ist in Wirklichkeit also multikausal. Sie hat viele Gründe.
Mit Hilfe der Zell-Milieu-Medizin wird die sogenannte »Phosphat-Allergie« beseitigt. Ergebnis: Die Kinder können wieder normal essen und verhalten sich wieder wie andere normale Kinder auch.
Tip: »Phosphat-Kinder« haben besonders große Mängel an Zink, Mangan, Vitamin C, B_1 und Niacin. Gleichzeitig ist der er-

wähnte Kupfer-Überschuß vorhanden. Dadurch beeinträchtigt ist auch der Stoffwechsel der essentiellen Fettsäuren und der essentiellen Aminosäuren. Deshalb kommt es zu Störungen des Nervensystems. Meiden sollten diese Kinder Cola, Limonaden, Räucher- und Wurstwaren und Fertiggerichte sowie Süßigkeiten.

Rheuma

Herr Reinhard Wolter (Name geändert), 65 Jahre, berichtet über seine Erfahrungen: »Seit vielen Jahren leide ich an einer rheumatischen Verkrümmung der Wirbelsäule, und ebenso lange bin ich deswegen laufend in Behandlung. 1971 mußte ich wegen einer schweren Erkrankung des rechten Ischias ins Krankenhaus. Dort wurde meine Beweglichkeit zunächst wiederhergestellt. In den darauffolgenden Jahren wiederholten sich die Symptome, konnten aber mit Neuraltherapie erfolgreich behandelt werden. Meine Beschwerden zeigten zunehmend starke Entzündungszeichen. Ab Mitte 1989 bekam ich verstärkte Muskel- und Gelenkschmerzen der Arme und Beine. Jetzt half auch die Neuraltherapie nicht mehr. Auch die Hinzuziehung von Orthopäden und die Behandlung mit Injektionen und Antirheumatika half nicht. Die Schmerzen wurden nur noch schlimmer. Ich konnte nicht mehr schlafen und mich ohne fremde Hilfe nicht mehr waschen und anziehen. Meine Arme und Beine wurden bewegungsunfähig, und Muskelschwund kam hinzu. Kurze Zeit später wies mich ein Arbeitskollege auf die Zell-Milieu-Medizin hin, mit der er bereits erfolgreich behandelt wurde.

Im Februar 1990 begab ich mich in Behandlung. So deprimierend und hoffnungslos mir mein Zustand vorkam, so groß war meine Freude schon nach wenigen Wochen. Sämtliche Schmerzmittel konnten abgesetzt werden, und meine Beweglichkeit kehrte allmählich zurück. Die Stabilisierung meiner Laborwerte wurde bei den Kontrolluntersuchungen von meinem Hausarzt mit Erstaunen voll bestätigt. Schon im Oktober konnte ich wieder Tennis spielen. Ich fühle mich wieder rundum wohl. Ich bin froh, daß ich das Glück hatte, mit der Zell-Milieu-Medizin so geheilt zu werden, daß mir die Leiden einer rheumatischen Erkrankung mit deren schrecklichen Folgen erspart geblieben sind.«

Schwangerschaft und Stillzeit kosten Bausteine

Der »Storchenbiß« war ein offenes Beingeschwür, das Frauen vor einigen Jahrzehnten während der Schwangerschaft bekamen, und »jede Schwangerschaft kostet einen Zahn«. Solche Hausregeln waren der volkstümliche Ausdruck dafür, daß eine Schwangerschaft »Substanz« (Bausteine) kostet. Bei werdenden Müttern ist der Verbrauch an Bausteinen um 60 bis 100 Prozent höher als normal. Oft bemerken Frauen ihre Schwangerschaft durch die »abnormen Eßgelüste«. Plötzlich überkommt sie ein unbändiger Appetit auf bestimmte Lebensmittel, die sie bislang geflissentlich ignoriert hatten oder die sie vielleicht gar nicht mochten. In diesen Lebensmitteln sind besonders viele der Bausteine, die sie durch die Schwangerschaft vermehrt benötigen. Hier funktionieren noch die natürlichen Instinkte. Wenn unser Appetit sich doch bloß immer nach unserem wirklichen Bedarf richten würde... Der erhöhte Bedarf dauert auch während der Stillzeit an: Die junge Mutter braucht dann etwa 30 bis 50 Prozent mehr Bausteine, als wenn sie nur für sich allein zu sorgen hat.

Mit jedem weiteren Kind altern viele Frauen drastisch. Mangelprofile sind die Ursache dafür: Die Haut wird welk und schlaff und zeigt am Bauch die gefürchteten »Schwangerschaftsstreifen«. Auch das Bindegewebe und die Brüste und vieles mehr werden weich und »hängig«. Manganmängel bewirken bei der werdenden Mutter etliche unangenehme Störungen des Befindens. So gelingt es ihr nicht immer, selbst leckerste Mahlzeiten lange im Magen zu halten. Auch kommt es bei Selen- und Vitamin-B-Mangel während der Schwangerschaft zu erhöhten Cholesterinwerten.

Erkennbar sind oft nur die äußerlich sichtbaren Zeichen. Aber ein Mensch ist so gesund oder krank, so vital oder schlapp, wie sein Zellmilieu beschaffen ist. Nach individuellem Ausgleich der Bausteinemängel verlaufen Schwangerschaft und Stillzeit meist ohne sonderliche Störungen für Mutter und Kind. Die Mutter blüht wieder zu voller Schönheit, Straffheit und eindrucksvoller Gesundheit auf – wie vor der Schwangerschaft oder besser.

Tip: Bereits viele Monate vor der Schwangerschaft sollten Sie auf eine gesunde Mischkost achten und die »Drittel-Diät« einhalten. (siehe das Kapitel: »Wie Gesunde gesund bleiben«). Sie brauchen zwar mehr Nährstoffe für den neuen Erdenbürger, aber nur wenig mehr Kalorien. Bei Übergewicht steigen die Risiken für Mutter und Kind.

Übergewicht

»Ich kann hungern und hungern – ich nehme einfach nicht ab!« Mit solchen Nonsens-Sprüchen warten wohl nur jene Zeitgenossen auf, die beim Thema »Kilos und Kalorien« längst jenseits von Gut und Böse sind. Diese Menschen aber sind unglücklich, weil sie unter ihrem Übergewicht leiden. Trotz diverser Diäten nehmen sie ständig zu. Und viele treibt der Heißhunger in die Fänge von Süßigkeiten und deftiger Kost. Da nützen dann auch die besten Vorsätze nichts mehr. Und die heute gesicherte Erkenntnis, daß eine Diät das Gewicht nur vorübergehend senkt, tröstet auch nicht.

Manchen dickleibigen Menschen plagt das schlechte Gewissen wegen seiner »mangelnden Disziplin«. Doch die meisten »Dickerchen« können gar nichts dafür. Denn die Ursache für ihr »Zuviel« ist ein »Zuwenig« – von ganz bestimmten Bausteinen haben sie nämlich schlicht zuwenig.

Unwiderstehlicher Heißhunger wird verursacht durch Mängel an den Aminosäuren Tryptophan, Ornithin und Glutamin – vor allem dann, wenn gleichzeitig erhebliche Mängel vorliegen an den Vitaminen B_1, B_6, Niacin, den Mineralstoffen und Spuren-

elementen Mangan, Chrom, Jod und den mehrfach ungesättigten Fettsäuren. Der Kohlenhydrat-, Fett- und Eiweiß-Stoffwechsel wird noch empfindlicher gestört, wenn zusätzliche Mängel vorliegen, nämlich an Methionin, Vitamin B_2, E, C, Pantothensäure und Biotin sowie an den Mineralstoffen Magnesium, Phosphor und Kupfer. Wenn einige davon im Übermaß vorhanden sind, gibt es ebenfalls Störungen. Zusätzlich wird der Wasserhaushalt der Gewebe gestört, wenn Mängel oder Überschüsse an Natrium und Kalium vorliegen. Denn sie stehen in einem antagonistischen Verhältnis zueinander; das heißt, sie behindern sich gegenseitig in der Aufnahme. Dadurch entstehen Ödeme (Wassereinlagerungen), verbunden mit weiterer Gewichtszunahme.
Eine Diät bringt den Kilo-Geplagten zusätzlich in ein Dilemma: Hält ein Übergewichtiger eine Reduktionsdiät ein mit weniger als 800 Kilokalorien und weniger als 30 Gramm Eiweißen (Aminosäuren), so nimmt er an Gewicht und am Grundumsatz ab. Grundumsatz ist der Verbrauch insbesondere an Fetten im Ruhezustand. Erfreut hat der Diätgläubige nun einige Kilogramm »abgespeckt«. Und nach der Diät hält er sich nun auch strikt an normales Essen. Um so fassungsloser ist er in den darauffolgenden Wochen, wenn er mehr zunimmt, als er gerade vorher abgenommen hat. Die Ursache ist einfach: Durch den verringerten Grundumsatz werden weniger Kalorien verbraucht. Zusätzlich bauen sich durch extreme Fasten- und Teilfastenkuren noch größere Bausteinemängel auf – wodurch eine noch größere Gewichtszunahme entsteht. Die überzähligen Fette werden zunächst in den Fettzellen gespeichert. Liegen nun aber große Mangelprofile vor, so können die Fette nicht ausreichend aus den Fettzellen abgerufen werden. Der Betroffene leidet in den Körperzellen an Fettmangel – und das, obwohl er überreichlich Fette in den Fettzellen gespeichert hat. Das Ergebnis ist ein vermehrter Appetit bis hin zum Heißhunger. Je nach Mangelprofil gelüstet es den Bedauernswerten vor allem nach fetthaltigen Speisen oder Süßigkeiten. Denn Kohlenhydrate (Zucker) können allzu leicht in gesättigte Fettsäuren umgewandelt werden.

Nach Ausgleich des Zellmilieus nehmen viele übergewichtige Leute deutlich ab, ohne zu hungern. Das liegt daran, daß sich der gestörte Stoffwechsel wieder normalisiert. Jetzt läuft alles seinen geregelten Gang: die Fettzellen geben aus ihren Speichern Fette ab, die die anderen Körperzellen für ihre vielseitigen Leistungen benötigen. Überschüssiges Fett wird tatsächlich abgebaut. Fast alle Patienten, die ein deutliches Übergewicht haben, nehmen dank der Zell-Milieu-Medizin 10 bis 15 Kilogramm ab; durchschnittlich sind es 6,5 Kilogramm. Mit Hilfe der individuell berechneten »Ernährungstherapie nach Thalmann« können Übergewichtige ihr Normalgewicht sogar auf gesunde Art und Weise erreichen und langfristig erhalten.

Zigaretten

Weltweit sterben täglich etwa 8000 Menschen an Lungenkrebs, der zu 95 Prozent durch Tabak hervorgerufen wird. Hinzu kommt Krebs der Mundhöhle, des Verdauungstraktes, der Blase, Prostata und Gebärmutter. Anders ausgedrückt: jede inhalierte Zigarette verkürzt das Leben um 15 Minuten. Wenn Sie 10 Jahre lang 40 Zigaretten rauchen, verkürzen Sie Ihr Leben um durchschnittlich 4 Jahre und 2 Monate. Die inhalierten Gifte verbrauchen sehr viele Bausteine zur Entgiftung, Neutralisierung der Freien Radikale und für Reparaturprozesse. Die Antioxidantien und viele andere Bausteine sind gefragt, um die Schleimhäute der Atemwege zu reinigen, den Gefäßverengungen durch das Nikotin entgegenzuwirken und die vielfältigen Stoffwechselentgleisungen wie LDL-Erhöhung auszugleichen. Wenn Sie das Rauchen aufhören, können mit Hilfe der Zell-Milieu-Medizin viele Risiken und Schäden beseitigt werden.

XI Gezielte Therapie mit der Zell-Milieu-Medizin

Bausteine zur Therapie nur gezielt einsetzen

Einem riesigen Uhrwerk gleichen die Bausteine des Körpers in ihrer normalen Zusammensetzung. Im Stoffwechsel wirken die Vitamine, Mineralstoffe, Spurenelemente, Fett- und Aminosäuren wie die unendlich vielen kleinen Zahnräder dieses Super-Uhrwerks – voneinander unabhängig und doch miteinander verbunden. Deshalb ist die Summe der Wirkung aller Bausteine größer als die Summe der Wirkung der Einzelstoffe. Menschen finden sich damit ab, nachlassende Leistungskraft, zunehmende Konzentrations-und Gedächtnisstörungen, Müdigkeit oder auch Schlafstörungen als natürliches Schwinden ihrer Kräfte durch zunehmendes Alter zu betrachten. Es ist faszinierend, dies mitzuerleben: Dieselben Menschen werden nach gezielter individueller Dosierung der fehlenden Bausteine wieder fröhlich und gesund; sie fühlen sich frisch, jung und energiegeladen. Viele Patienten hatten überdies Verstimmungen, Depressionen und chronische Erkrankungen ergeben hingenommen. Sie hatten ihre Leiden als psychische Störungen, negative Charaktermerkmale, ja sogar als Schicksal angesehen.

Nicht immer kann ein Arzt seinen Patienten gleich äußerlich ansehen, was mit ihnen los ist – etwa, daß sie sich falsch ernähren oder einen exzessiven Raubbau betreiben und deshalb an ausgeprägten Mangelzuständen der verschiedenen Bausteine leiden. Es gibt viele weitere Gründe für hochgradige Mangelerscheinungen; dazu gehören extreme Abmagerungskuren und verschiedene, teilweise völlig einseitige Diäten. So erzeugt beispielsweise die Magersucht ungeheure Mangelzustände an allen Bausteinen.

Was der Mensch braucht…

Was der Mensch täglich an Bausteinen braucht, ist von Ernährungswissenschaftlern in umfangreichen Empfehlungen festgelegt worden. So hat die Deutsche Gesellschaft für Ernährung (DGE) entsprechende Tabellen erarbeitet. Deren Richtwerte weichen jedoch teilweise von den Empfehlungen amerikanischer Fachleute (RDA) in den Vereinigten Staaten ab. Grundlage für die Empfehlungen ist in beiden Fällen die ausreichende Deckung des Bausteinebedarfs eines gesunden Menschen. Mängel können mit den »Bedarfsmengen« bei Krankheiten nicht ausgeglichen werden, denn DGE und RDA machen ja nur Angaben für die durchschnittlich pro Tag notwendige Bausteinemenge eines Gesunden. Also kurzerhand Medikamente schlucken, um die Mängel zu beheben? Nun, so einfach ist die Sache leider nicht. Entscheidend ist die Größenordnung des Mangels. Nehmen wir das Beispiel eines Schwimmbeckens: Wir haben herrliches Sommerwetter, und ausgerechnet jetzt ist mein Swimmingpool fast leer. Also muß ich Wasser nachfüllen, wenn ich baden will. Bisher mußte ich täglich 3 Eimer Wasser nachfüllen, denn 3 Eimer Wasser sind auch täglich im Durchschnitt verdunstet. Wegen des extrem heißen Wetters ist in den letzten Wochen aber so viel Wasser verdunstet, daß mein Schwimmbecken jetzt halb leer ist. Mit der Nachfüllmenge von 3 Eimern werde ich es folglich nie schaffen, den Pool randvoll zu bekommen. Mir bleibt nichts anderes übrig, als fleißig ans Werk zu gehen, damit das Schwimmbecken kräftig aufgefüllt wird. Erst dann werde ich wieder schwimmen und mich frei bewegen können.
Übertragen auf Vitamine, Mineralstoffe, Spurenelemente, Aminosäuren und Fettsäuren, bedeutet das: Wir haben in jeder Zelle Speicher für diese Stoffe. Und nur wenn diese Speicher voll sind, sind volle Leistungen möglich. Das bedeutet aber auch, daß es falsch wäre, wahllos irgendwelche Präparate zu nehmen. So etwas zu tun, hieße wie ein Amateurjäger zu handeln, der mit der Schrotflinte in die Gegend schießt und hofft, ein Kaninchen zu treffen.

Zweierlei steht unter dem Strich: Um Mängel bei den Krankheiten in den Speichern der Zellen auszugleichen, müssen erheblich größere Mengen zugeführt werden, als wir mit der Nahrung aufnehmen können. Außerdem sind die Mengen bei jedem Menschen anders, weil wir sehr unterschiedliche Mängel aufweisen. Jeder hat – seinen beruflichen und privaten Tätigkeiten und seinen persönlichen Besonderheiten entsprechend – einen individuellen Verbrauch. Deswegen muß jeder Mensch seine Bausteine-Individualität berücksichtigen. Und genau das ermöglicht ihm die Zell-Milieu-Medizin. Außerdem müssen für eine normale Körperregulation die biologischen Steuerungsprozesse im Gehirn und in den Organen in einen gesunden Rhythmus gebracht werden. Dafür sind weitere wichtige Säulen verschiedene Formen der Naturheilkunde: zum Beispiel pflanzliche Medikamente, biokybernetische Akupunktur und ionisierter (elektrisch geladener) Sauerstoff. Ebenso bedeutend sind natürlich die diagnostischen und therapeutischen Errungenschaften der gesamten Schulmedizin. Ich sehe in Naturheilkunde und Schulmedizin keine Gegensätze. Nach meiner Erfahrung hilft eine sinnvolle Kombination beider medizinischer Richtungen den Patienten wirklich weiter auf dem Weg zur Gesundheit.

Wenn das Kind in den Brunnen gefallen ist

Ist das Kind erst einmal in den Brunnen gefallen, kommt jede Hilfe meist zu spät. Das ist bekannt. Und wie würde man wohl die Eltern bezeichnen, die ihren ahnungslosen Sprößling zunächst einmal ins tiefe Wasser stürzen lassen und erst hinterher einen Deckel auf den Brunnen legen oder mit der Erziehung anfangen – im Fall der Rettung? »Rabeneltern«. Das schlimme Wort läge manchem auf der Zunge.

Die Schulmedizin leistet es sich, den Ereignissen hinterherzulaufen: Mit der Therapie fängt sie erst an, wenn die Krankheit da ist. Oft handelt es sich um schwere Krankheitsverläufe, die schon jahrelang bestehen. Und dann erst wird etwas unternommen. So zum Beispiel bei Krebserkrankungen. Krebs wird klinisch erst erkennbar, wenn er schon viele Jahre alt ist. Eine Tatsache spricht für sich: Trotz hochkomplizierter medizinischer Technik können Krebs, Herz-Kreislauf-Erkrankungen und Stoffwechselstörungen noch immer nicht geheilt werden. Damit nicht genug, die Häufigkeit solcher Krankheiten nimmt weiter zu. Das betrifft auch immer mehr Menschen in jüngerem Alter. Dabei werden Milliardenbeträge für die besagte medizinische Technik ausgegeben, die der Krankheitsentstehung hinterherhinkt. Ja, die Schulmedizin läuft den Ereignissen hinterher, obwohl sie es besser wissen müßte. Denn noch heute sind die Mediziner auf den Hippokratischen Eid verpflichtet. Und der besagt nun einmal, daß die Gesunderhaltung des Menschen und die vorbeugende Behandlung – also die Verhinderung von Krankheiten – das oberste Ziel der Medizin seien. Erst an dritter Stelle kommt die Behandlung von Krankheiten. Was schon vor zwei Jahrtausenden als Eingeständnis einer Fehlleistung aufgefaßt wurde. Heute würde man sagen, daß man schon sehr viele Züge verpaßt hat, wenn ein Mensch bereits krank ist.

Erst mit der Zell-Milieu-Medizin ist es möglich, die individuellen Baustein-Bedarfsmengen der Patienten bei verschiedenen Krankheiten entsprechend dem tatsächlichen physiologischen Bedarf der erkrankten Organzellen zu ermitteln und somit gezielt mit Bausteinen zu therapieren. In dem Diagnose- und Therapieprinzip der ZMM sind die Erkenntnisse zahlreicher Forscher berücksichtigt worden, insbesondere auch die der Ärzte Dr. H. H. Thalmann und Dr. H. J. v. Leitner sowie des Biochemikers Prof. A. N. Sagredos.

Mit Hilfe der Zell-Milieu-Medizin kann ich also jene Bausteinemengen bestimmen, die individuell »nachgefüllt« werden müssen – mit dem bekannten Ziel, das Milieu der Körperzellen zu normalisieren. Das wiederum führt dazu, daß der Stoffwechsel jeder einzelnen Zelle in »Bestform« gerät und Heilungsschritte in Gang kommen. Ungezielte Eigendosierungen schaden dagegen mehr, als sie nützen.

Bei Krankheiten werden gezielt »therapeutische« Bausteine verabreicht. Solche erhöhten Dosierungen haben starke Wir-

kungen und müssen vom Arzt dem individuellen Krankheitsbild zeitlich begrenzt angepaßt werden. Also bitte keine »Selbsttherapie«, denn Zuviel des Guten schadet mehr, als es nützt.
Die Zell-Milieu-Medizin berücksichtigt die komplex vernetzten Systeme der Regulation und Gegenregulation in den Zellen, Zellverbänden, Organen und Organsystemen. Jene sichern das Überleben in einer Welt voller Gifte, Disstreß und Disharmonie. Erkrankungen sind die Folge von Störungen dieser vernetzten Systeme, die der Körper aus eigener Kraft nicht mehr regulieren kann. Diese Kraft erzeugen die Stoffwechselprozesse in den Körperzellen, wofür sie ein physiologisches Zellmilieu benötigen. Vitamine, Mineralstoffe, Spurenelemente, Fett- und Aminosäuren im richtigen Mengenverhältnis sorgen für den reibungslosen Ablauf dieser biologischen Stoffwechselprozesse. Besonders empfindlich reagiert unser Immunsystem in seinem Kampf gegen Mikroben und Gifte auf mangelnde Versorgung mit Zellbausteinen. Oft sind die Störungen erst offenkundig, wenn wir schon richtig von einer Krankheit heimgesucht sind. Vorher fühlten wir uns in Folge von mangelndem Nährstoffnachschub »nur« schlapp. Jedoch durch gezieltes Auffüllen der Bausteinemängel wird das Immunsystem wieder stark und funktionstüchtig. Wir haben mit der Zell-Milieu-Medizin eine Chance, gesund zu überleben.

XII Wie Gesunde gesund bleiben

Der Mensch ist, was er ißt

Der Mensch ist, was er ißt. Hinter dem schlichten Satz verbirgt sich viel Weisheit. Um existieren zu können, braucht jedes Lebewesen dieser Erde Ernährung. Nicht mehr und nicht weniger. Doch der Mensch bleibt nicht beim absolut Notwendigen: Mit zunehmendem Wohlstand, zumal in den westlichen Industrienationen, entwickelte er einen neuen Lebensstil. Einen Stil nämlich, der sich unter anderem auf die Bedürfnisse des Körpers auswirkt: Man orientiert sich mehr an seinen Gelüsten als nur an dem »Grundbedarf«. Und das gilt leider auch für die Zusammensetzung unserer Nahrung. Die wiederum wirkt sich direkt aus auf die Bausteine des Körpers – und damit den Zellstoffwechsel. Im Streben nach ästhetischer Vollkommenheit des Angebots für Restaurants und häuslichen Küchen spielen auch die landwirtschaftlichen Erzeuger dienstbeflissen mit. Obst und Gemüse wachsen in Treibhäusern zu Rekordgröße und glanzvoller Farbenpracht. Zu den Bearbeitungsmethoden gehören Raffinieren, chemisches Konservieren, künstliches Ultrakurzerhitzen, Röntgenbestrahlung und radioaktives Bestrahlen. Daß diese toll aussehenden Gewächse kaum noch Nährstoffe enthalten – wen interessiert's? Und die Massenviehhaltung produziert stromlinienförmige Schweine und fettarmes Rindvieh ohne Rücksicht auf Verluste – auf Verluste an Nährstoffen nämlich. Traurige Tatsache: Unser täglich Brot liefert nicht mehr die Bausteine, die wir brauchen. Sein liebstes Kind, das Auto, lasse der Bundesbürger sorgfältiger und regelmäßiger warten als sich selbst – wird behauptet. Dabei sind es so angenehme Dinge wie Bewegung, Freude und nette Gesel-

ligkeit, die der Wartung des Körpers dienen – neben den Grundbedürfnissen Essen und Trinken.
Einerseits enthält die Nahrung längst nicht mehr alle Bausteine, und andererseits braucht der von Hektik und Streß geplagte Mensch mehr davon. Zusätzliche Minuspunkte in der Bausteinebilanz gibt es durch Überbelastung, Hochleistung, Genußgifte und eine steigende Belastung durch Umweltgifte. Kranke brauchen eine Therapie. Gesunde brauchen eine Prophylaxe, einen vorbeugenden Schutz also, um gesund zu bleiben. Regisseur der Therapie ist der Arzt. Gemeinsam mit einem Kranken entwickelt er eine Strategie, die den betreffenden Menschen wieder gesund macht oder zumindest zu deutlichen Heilungsschritten verhilft. Bei unheilbaren Leiden soll die Therapie zunächst die Lebensqualität verbessern, damit niemand unnötig leiden muß. Auch hierbei hat sich die Zell-Milieu-Medizin als grundlegende Therapie bewährt.
Alles, was Sie bis jetzt gelesen haben, ist bei Krankheiten keine Gebrauchsanweisung nach dem Motto »Do It Yourself«, also keine Anleitung für Selbstheiler. Denn wenn Sie allein die Synergismen und Antagonismen unter den Bausteinen bedenken, können Sie mit einer ungezielten Nährstoffeinnahme eher das Gegenteil erreichen: Ihre Erkrankung verschlimmert sich. Oder Sie können – als Folgeerscheinung – neue Erkrankungen entwickeln. Was Sie aber selbst tun können, ist, die Gesundheitsschäden vermeiden und vor allem Ihre Gesundheit schützen. Eine gesunde Ernährung verbessert im Krankheitsfalle natürlich auch Ihre Heilungschancen.
Ernährungsmediziner stellen übereinstimmend fest: »Wir essen uns krank.« Eigentlich sollte der Mensch sich »gesund essen«. Wer gesund, fit und lebensfroh werden und bleiben will, braucht eine ausgewogene Ernährung. Jeder kann sie sich in variabler Zusammensetzung selbst aussuchen, denn nicht jeder mag schließlich »Hering mit Marmelade« – um ein Beispiel zu geben.
Die wichtigste Regel bei der Ernährung heißt: Es muß mir schmecken! Statt 3mal am Tag eine große Mahlzeit einzunehmen, bevorzugen Sie bitte 5 bis 6 kleine Mahlzeiten pro Tag.

Als Zwischenmahlzeiten bietet sich etwas Frisches an: beispielsweise frisches Obst, Salat, rohes Gemüse, Nüsse und Milchprodukte. In frischen Nahrungsmitteln sind viele lebenswichtige Nährstoffe in biologisch günstiger Zusammensetzung und physiologischen Mengen enthalten. Sollten Sie rohe Kost bisher nicht gewohnt sein, so steigern Sie die Frischkostmenge allmählich, um Magen- und Darmprobleme zu vermeiden. Durch Kochen, Garen und Backen gehen zwischen 5 und 30 Prozent der Vitamine kaputt, viele Eiweiße werden zerstört, und Mineralstoffe und Spurenelemente gehen mit dem Kochwasser verloren. Prof. W. Kollath hat den Satz geprägt: »Je natürlicher und naturbelassener ein Nahrungsmittel ist, desto höher ist auch sein biologischer Wert.« Dank Frischkost vor einer Mahlzeit können alle Nährstoffe besser im Verdauungstrakt aufgenommen werden. Vor den kleinen Obst-Zwischenmahlzeiten trinken Sie bitte ein Glas Milch oder Joghurt oder vielleicht Kefir. Andere Getränke nehmen Sie am besten unmittelbar vor den Mahlzeiten oder mindestens eineinhalb Stunden danach ein. Denn sonst werden die wasserlöslichen Kohlenhydrate und der Magensaft sofort in den Darm gespült, der eigentlich die Eiweiße und Fette verdauen helfen soll. Außerdem belasten Sie sonst Ihre Bauchspeicheldrüse mit einer zu hohen Insulinausschüttung. Dadurch werden zu viele Kohlenhydrate in unnötige Fette umgewandelt. Auch Schwarzen Tee, Mate-Tee und Kaffee trinken Sie am besten entweder vor dem Essen oder erst eineinhalb Stunden nach dem Essen. Denn das im Tee enthaltene Teein geht mit einigen Nährstoffen unlösbare Verbindungen ein. Es macht Eisen zu 60 Prozent für den Körper unverwertbar. Kaffee (Coffein) und Kakao vermindern die Eisenaufnahme des Körpers um etwa 30 Prozent. Wenn Sie unbedingt zum Essen trinken wollen, bevorzugen Sie daher Kräutertees, Mineralwasser oder Fruchtsäfte. Süßigkeiten sollten Sie weitgehendst meiden. In den pflanzlichen Nahrungsmitteln ist Zucker ohnehin mehr als ausreichend vorhanden. In gebackenen, gekochten und industriell hergestellten Lebensmitteln (zum Beispiel Käse) ist im allgemeinen mehr als genügend Kochsalz enthalten. Aber ungefähr 40 Prozent aller Menschen benötigen dennoch mehr Salz – etwa nach intensivem Schwitzen beim Hochleistungssport, Arbeit an warmen Plätzen oder weil sie einen individuell erhöhten Bedarf haben. Die Regel, mit Kochsalz sehr sparsam umzugehen, gilt daher nicht für jeden. So sollten Menschen, die unter sehr niedrigem Blutdruck leiden, durchaus eine kleine Prise jodhaltiges Salz mehr nehmen. Ein zu niedriger Salzgehalt führt sogar zur erhöhten Eigenproduktion von Cholesterin. Wenn Sie Salz in leichter Dosierung zu sich nehmen, laufen Sie kaum Gefahr, daß Sie zuviel des Guten tun. Voraussetzung ist allerdings, daß Sie sich täglich mindestens 20 Minuten intensiv bewegen.

Welchen Sport Sie auch betreiben – Joggen, Radfahren, Schnellgehen, Schwimmen oder was immer Ihnen Spaß macht – immer gilt die Devise: »Laufen ohne Schnaufen« und »Locker aber länger«. Erstens trainieren Sie hierdurch Herz, Kreislauf und Lunge. Zweitens schwitzen Sie übermäßiges Salz aus. Und drittens regulieren Sie gleichzeitig Ihren Cholesterin- und Triglyceridspiegel. Wenn Sie bislang untrainiert sind, fangen Sie am besten mit einem 3- bis 5minütigen Ausdauertraining an. Dann steigern Sie die Belastungszeit nach jeder weiteren Trainingswoche um etwa 1 Minute. Denn zuviel des Guten schadet mehr, als es nützt. Bei jedem ungewohnt starken Training werden selbst bei Spitzensportlern für einige Stunden die Abwehrkräfte lahmgelegt; man spricht dabei von einer zeitweiligen Abwehrschwäche mit Abfall der Anzahl von Lymphozyten, T-Zellen und Immunglobulinen. Die Kehrseite übertriebener Anstrengungen: Solche Sportler sind besonders häufig Opfer von Infektionen. Mäßiges Training führt belegtermaßen zur Stärkung des Immunsystems und schützt sogar gegen Tumore, die durch Viren erzeugt werden. Nach Prof. G. Uhlenbruch wird offensichtlich durch mäßigen Ausdauersport das »Schadstoff-Entsorger-Molekül« der Zellmembran (P-Glykoprotein) vermehrt gebildet. Fasten- und Heilfastenkuren sollten Sie, falls Sie an Übergewicht leiden, nur nach Absprache mit Ihrem Arzt durchführen. Denn grundsätzlich gilt: Je langsamer die Gewichtsreduktion, desto länger hält sie an. Extremes Fasten (unter 800 Kilokalorien und 30 Gramm Eiweißanteil pro Tag) führt zu einer dauerhaften Senkung des Stoffwechsel-Grundumsatzes. So kommt es, daß Sie nach jeder Diätrunde Ihr Gewicht letztlich nur erhöhen. Starkes Übergewicht oder auch Untergewicht sind als Krankheit einzustufen und von daher therapiebedürftig.

Unsere Nahrung besteht aus Eiweiß, Fett und Kohlenhydraten sowie Ballaststoffen. Entscheidend für ein Lebensmittel ist seine Nährstoffdichte; das heißt ein Nahrungsmittel mit möglichst geringem Energiegehalt (Kalorien) sollte möglichst viele Nährstoffe wie Vitamine, Mineralstoffe, Spurenelemente, essentielle Fettsäuren und Eiweiße (Aminosäuren) enthalten. Eine hohe Nährstoffdichte haben insbesondere Vollkornprodukte, Milchprodukte, Hülsenfrüchte, Gemüse, magerer Fisch und mageres Fleisch. Eine niedrige Nährstoffdichte finden wir in Lebensmitteln aus Auszugsmehlen – zum Beispiel Weißbrot, Kuchen, Zwieback und so weiter – sowie in Süßigkeiten, Fetten, Wurstwaren, Alkohol und Schlagsahne.

Unter Ballaststoffen verstehen wir die nicht verdaulichen Nahrungsanteile von Pflanzen. Dabei unterscheiden wir lösliche und unlösliche Ballaststoffe. Pro Tag sollten wir etwa 50 Gramm Ballaststoffe zu uns nehmen, da sie die Darmtätigkeit anregen und eine vermehrte Ausschüttung von Verdauungsenzymen bewirken. Ballaststoffe sind Zellulose, Hemizellulose, Pectin und Lignin. Ein Mangel an Ballaststoffen in der Nahrung wird heute ursächlich mit vielen Darmleiden und sogar mit der Entstehung von Darmkrebs in Zusammenhang gebracht. Viele Ballaststoffe stecken in Vollkornbrot und Vollkorngetreide (Müsli). Daher sollten wir täglich zwei dicke Scheiben Vollkornbrot und/oder Müsli zu uns nehmen. Das schadet Ihrer schlanken Linie keineswegs, denn: »Nicht das Brot macht dick, sondern der Belag«. Erfreulicherweise senkt ballaststoffreiche pflanzliche Kost auch erhöhte Blutfettwerte wie Cholesterin und Triglyceride. Besonders hilfreich hierfür sind die Ballaststoffe aus Äpfeln (Pectin) und Haferflocken, Haferschrot und Haferkleie (Beta-Galaktane). Auch Hülsenfrüchte wie Erbsen, Bohnen und Linsen sind reich an Ballaststoffen und enthalten gleichzeitig viel hochwertiges Eiweiß und viele Mineralstoffe.

Auch Nüsse, Kartoffeln, Kohl, Wurzeln, Gemüse und Beerenobst sind reich an Ballaststoffen.
Sie müssen pro Tag unbedingt mindestens 2 bis 2 ½ Liter Flüssigkeit aufnehmen, weil die Ballaststoffe im Magen und Darm aufquellen und viel Wasser binden. Trinken Sie nach dem Verzehr von Obst und insbesondere von Steinobst mindestens 1 Stunde lang keine wasserhaltigen Getränke (Wasser, Mineralwasser, Bier, Limonaden, Cola und ähnliches), da es zu sehr gefährlichen Magen- und Darmkrämpfen kommen kann. Milchgetränke können Sie dagegen nicht nur unbedenklich zu sich nehmen; durch Milch werden die Vitamine sogar noch besser aus dem Obst aufgenommen. Bei Wassermangel kommt es leicht zur Verstopfung (Obstipation). Wenn Sie viel schwitzen oder es sehr heiß ist, müssen Sie die tägliche Flüssigkeitsmenge sogar auf 2 ½ bis 3 Liter erhöhen. Bei einem Mangel an Ballaststoffen entstehen Darmträgheit und Obstipation; daran leiden etwa 25 Prozent aller Bundesbürger. Ballaststoffe regen auch das Wachstum der normalen Darmbakterien (Darmflora) an und nehmen im Verdauungsvorgang entstehende schädliche Substanzen auf. Zugleich sättigen sie stark und bekämpfen somit Übergewicht. Denn ballaststoffreiche Kost muß intensiver gekaut werden, wodurch man mehr Zeit für das Essen braucht und somit vermehrt Verdauungsenzyme freisetzt.
Das Sättigungsgefühl ist eine wichtige Befriedigung, die abhängt von Speichelmenge, Kaumenge, Schluckhäufigkeit, Nahrungsmenge und Zeitdauer des Essens. Denken Sie nur an den Unterschied: Wie schmeckt eine Erdbeere, die ich unzerkaut herunterschlucke, und wie schmeckt eine, die ich genußvoll langsam im Munde zergehen lasse? Vernachlässigen wir eine dieser Befriedigungen, muß eine andere ersatzweise entsprechend größer werden – meist die Nahrungsmenge. Und genau das führt zu Übergewicht und Verdauungsproblemen. Nicht die Menge der Speisen zählt, sondern die Nährstoffdichte. Deren Qualität und Mischungsverhältnis muß stimmen. Hand aufs Herz, sind Sie aus Qualitäts-Bausteinen zusammengesetzt?

»Drittel-Diät« – meine Empfehlung für Ihren täglichen Speiseplan

Immer wieder habe ich in diesem Buch betont, wie wichtig eine ausgewogene Ernährung ist. Die häufigsten »Ernährungssünden« sind schnell genannt: Wir essen zu viel, zu fett, zu salzig, zu süß, zu schnell, zu kalt, zu heiß, zu zerkocht und zu spät am Abend (nach Professor Claus Leitzmann). Sehr bewährt hat sich dagegen die »Drittel-Diät«, die ich Ihnen im folgenden vorstellen möchte.

Ein Drittel pflanzliche Frischkost:
Obst, Nüsse, Salate, rohes Gemüse, Kräuterkeimlinge und Samen (zum Beispiel Alfalfa, Kresse, Mungobohnen usw.), möglichst frisch geschrotetes Müsli. Frischkost – soweit passend – mit Ölen anreichern, die einen hohen Anteil an mehrfach ungesättigten Fettsäuren haben (zum Beispiel Sojaöl, Sonnenblumenöl, Distelöl, Traubenkernöl).

Ein Drittel pflanzliche gebackene und gegarte Lebensmittel:
Vollkornbrot, gekochtes oder gedünstetes Gemüse, Kartoffeln, Reis, Nudeln, Obst, geröstete Erdnüsse, Trockenobst.

Ein Drittel tierische Frisch- und Garkost:
Milch und besonders Rohmilchprodukte, Käse, 2 bis 4 Eier in der Woche, 3mal Fleisch oder Fisch in der Woche (je 150 bis 200 Gramm).

Industriell oder gartenfrisch tiefgefrorene Lebensmittel sind vollwertig, da meist frische Lebensmittel verwendet werden. Lange Zeit kühl gelagerte Lebensmittel sollten wenig verwendet werden; das gleiche gilt für Konserven, Auszugsmehl, fette Wurstwaren, H-Milch und Fertigprodukte. Zucker, feine Stärke und Sterilmilch sollten gemieden werden.
Zu Ihrem täglichen Speiseplan sollte unbedingt Getreide gehören. Getreide kann man sehr gut geschrotet in Form von Müsli essen oder als Vollkornbrot. Sie sollten Mehltypen mit

einer hohen Zahl vorziehen: lieber Weizenmehl Type 1700 als Type 405. Die Typenzahl gibt an, wieviel Mineralstoffe noch im Mehl vorhanden sind. So enthält Mehl Type 405 etwa 405 Milligramm Mineralstoffe und Mehl Type 1700 etwa 1700 Milligramm Mineralstoffe pro 100 Gramm. In Vollkornprodukten sind nicht nur reichlich naturbelassene Ballaststoffe vorhanden, sondern in den Schalen- und Keimanteilen sind auch besonders viele wertvolle Nährstoffe. So enthält Weizenvollkornmehl zum Beispiel 5mal mehr Vitamin B_1 als Auszugsweizenmehl der Type 405. Denn in Schale und Keim sind fast alle Ballaststoffe, Vitamine, Mineralstoffe, Spurenelemente, ungesättigte Fettsäuren und Aminosäuren enthalten. Am besten ist es, wenn Sie verschiedene Getreidesorten mischen oder die Vollkornsorten häufiger wechseln. Haferflocken enthalten in optimaler Kombination sehr viele Eiweiße, Mineralstoffe und Vitamine. Zusätzlich enthalten Haferflocken Schleimstoffe, die den Verdauungstrakt schützen. Getreidesorten enthalten sehr viel Vitamin B_1, B_2, B_6 und D sowie die Mineralstoffe Kalium, Magnesium und Phosphor.
Zu den Getreideprodukten gehören auch Nudeln. Sie sollten nach Möglichkeit Vollkornnudeln bevorzugen. Wenn Sie Reis auf Ihren Speisezettel setzen, nehmen Sie Naturreis. Er enthält in der Schale und im Keim besonders viele Vitamine sowie Mineral- und Ballaststoffe. Polierter Reis enthält also keine wesentlichen Nährstoffe. Milch ist ein absolutes »Muß«. Glücklicherweise wird uns Milch in reichlich verschiedenen Milchprodukten angeboten – also für jeden Geschmack genügend Auswahl. In 1 Liter Milch sind sogar 35 Gramm Eiweiße (Proteine, Aminosäuren) enthalten. Allein dadurch wird der tägliche Eiweißbedarf fast zur Hälfte gedeckt. ½ Liter Vollmilch enthält sogar alle essentiellen Aminosäuren, die ein Erwachsener am Tag benötigt. Der enthaltene Milchzucker (Lactose) ist ein Kohlenhydrat, das die Verdauung anregt. Im Milchfett sind die fettlöslichen Vitamine A, E, D und K sowie das für Nerven- und Gehirnzellen so wichtige Lecithin enthalten. Da 1 Liter Vollmilch leider auch einen relativ hohen Anteil an gesättigten Fettsäuren (650 Gramm) und etwa 115 Milligramm Cholesterin enthält,

sollten Sie auf fettarme und eventuell sogar entfettete Milchprodukte wie Buttermilch und Molke zurückgreifen, wenn Sie unter zu hohen Blutfetten leiden. Je fettärmer allerdings die Milchprodukte sind, desto weniger fettlösliche Vitamine (Vitamin A, D, E und K) enthalten sie. Durch die Wärmebehandlung der Milch geht leider auch der größte Anteil des Vitamin C kaputt. Schützen Sie die Milch auch vor Licht, denn innerhalb weniger Stunden gehen sonst Vitamin C und B_2 verloren. ½ Liter Milch deckt auch etwa 75 Prozent unseres täglichen Calciumbedarfs.
Fleisch und Fisch sollten Sie 3mal in der Woche (jeweils etwa 150 bis 200 Gramm) essen, und zwar am besten in einem bestimmten Rhythmus: in der einen Woche an 2 Tagen Fleisch und an 1 Tag Fisch, in der darauffolgenden Woche umgekehrt. Mit Fleisch nehmen Sie neben hochwertigen Eiweißen auch Vitamin B_{12} und vor allem Eisen zu sich, mit Seefischen aus kalten Gewässern zusätzlich die so wichtigen essentiellen mehrfach ungesättigten Fettsäuren. Die Eiweiße aus dem Fleisch können wir besonders gut aufnehmen, wenn wir Fleisch kombiniert mit pflanzlichem Eiweiß verzehren. Daher sollten wir zu Fleisch und Fisch immer reichlich Gemüse, Kartoffeln, Reis oder Nudeln servieren und am besten ein wenig Rohkost vorweg essen. Besonders gelungene Kombinationen sind Fleisch mit Hülsenfrüchten und Fleisch oder Fisch mit Getreide. Wenn Sie auf Fleisch und Fisch ganz verzichten, bekommen Sie garantiert Mängel an Vitamin B_{12} und Eisen. Wer also auf die vegetarische Küche schwört, muß Vitamin B_{12} und Eisen und auch die Omega-3-Fettsäuren zusätzlich zu sich nehmen. Je nach Fettgehalt ist im Fleisch auch Cholesterin enthalten. Wir sollten Fleisch nicht in übermäßigen Mengen zu uns nehmen, weil die im Fleisch enthaltenene Purine (Harnstoffe) zu Gicht führen können.
Besonders viel Cholesterin enthalten die Innereien; auf der anderen Seite weisen sie besonders viele fettlösliche Vitamine auf. Wenn Sie die Wahl haben, bevorzugen Sie lieber Seefische, denn sie enthalten einen außerordentlich hohen Anteil an hochwertigen Eiweißen, die wiederum alle essentiellen

Aminosäuren enthalten. Mit 200 Gramm Fisch haben wir nicht nur die Hälfte unseres täglichen Eiweißbedarfs gedeckt, sondern gleichzeitig unseren Tagesbedarf an mehrfach ungesättigten Fettsäuren, insbesondere den Omega-3-Fettsäuren. Fische weisen auch einen sehr hohen Anteil an den Vitaminen der B-Gruppe, Vitamin A und D auf und enthalten viel Jod, Selen, Kalium, Calcium, Phosphor, Fluor und Eisen.
Hühnereier enthalten konzentriert die hochwertigsten Eiweiße aller Nahrungsmittel und sind zudem sehr reich an Vitamin A, B_1, B_2, D und E sowie an Kalium, Calcium und Phosphor. Leider enthält ein Ei etwa 280 Milligramm Cholesterin, und davon sollten wir pro Tag eigentlich nicht mehr als 300 Milligramm zu uns nehmen. Deshalb sollten wir pro Woche höchstens 3 bis 4 Eier (bei erhöhtem Cholesterin 1 bis 2 Eier) verzehren. Da das Cholesterin überwiegend im Eigelb steckt, können wir Eiklar öfter verwenden und haben somit ein biologisch immer noch hochwertiges Nahrungsmittel. Allerdings sollten Sie das Eiklar niemals roh verzehren, weil es das Vitamin Biotin teilweise zerstört (durch Avidin).

Ernährung als Schutzschild gegen Krankheiten – Brokkoli bringt's

Es ist erwiesen: Durch die richtige Ernährung können Sie sich vor Krankheiten schützen – insbesondere auch vor Krebserkrankungen. Eine Arbeitsgruppe an der John Hopkins University in Baltimore hat biochemisch abgesichert, daß Brokkoli, Rosenkohl, Kresse und Blumenkohl besonders vor Krebs schützen. Diese Gemüse aus der Familie der Kreuzblütler schützen vor krebsauslösenden Substanzen. Verantwortlich für diese Schutzwirkung ist die Substanz Sulforaphan (es regt die Aktivität sogenannter körpereigener Phase-II-Entgiftungsenzyme in der Zelle an). Solche Entgiftungsenzyme spielen eine wichtige Rolle bei der chemischen Bearbeitung und Auflösung körperfremder Verbindungen. Phase-II-Enzyme (wie auch die Glutathion-S-Transferase und Quinon-Reduktase) haben in erster Linie eine Entgiftungsfunktion. Eine große Rolle bei der Vorbeugung gegen Krebs spielen auch alle anderen Antioxidantien.

Allein etwa die Hälfte aller Krebserkrankungen sind auf Fehlernährung zurückzuführen. Darin sind sich heute alle Experten einig. Untersuchungen haben ergeben, daß sich bei Zuckerkranken (Typ II-Diabetiker) durch die richtige Ernährung zwischen 25 und 45 Prozent Insulin einsparen ließe. Sie brauchten nur einmal zu beobachten, wie normal langsam sich ein Blutzuckerprofil nach Genuß eines Müslis im Vergleich zu einem Stück Sahnetorte erhöht. Auch der Zeitpunkt der Nahrungsaufnahme ist von großer Bedeutung und muß im Einklang mit den natürlichen Verdauungsfunktionen des Menschen stehen. Professor Leitzmann sagt: »Wer vor dem Schlafengehen ein üppiges Mahl zu sich nimmt, gleicht einem Lokomotivführer, der seine Maschine voll anheizt und sie dann in den Schuppen stellt.« Neueste Forschungen besagen, daß Nahrungsanteile die abends nach 8 Uhr gegessen werden, von den »Freßzellen« wie schädliche Eindringlinge bekämpft werden. Genau dadurch wird das Immunsystem geschwächt!

Wichtig ist, daß Sie Ihre Nahrung phantasievoll zusammenstellen und der Speiseplan die Freude am Essen erhält, möglichst sogar steigert. Entscheidend ist eine abwechslungsreiche Komposition. Denn einseitige Ernährung schadet langfristig Ihrem Körper, da einige Nährstoffe im Übermaß aufgenommen werden und andere ebenfalls lebensnotwendige zu kurz kommen. Alkoholische Getränke sollten Sie nur in Maßen genießen. Selbstverständlich kann man sich gelegentlich bei Festivitäten und einfach bei Appetit auch mal einen »Ausrutscher« leisten. Gegen ein frischgezapftes kühles Bier oder ein Glas Wein unter Freunden hat sicher kein Ernährungswissenschaftler etwas einzuwenden. Achten Sie aber darauf, daß Sie nicht jeden Abend Alkohol trinken. An einem geselligen Abend sollten Sie mindestens genausoviel Mineralwasser wie Alkohol zu sich nehmen. In Studien wurde nachgewiesen, daß Alkohol in geringen Mengen nicht nur ein Genuß ist, er ist sogar gesund. Rotwein als ein natürliches Antibiotikum beugt Infekten vor und

Wein (besonders Rotwein) mindert das Risiko eines Herzinfarkts, da Wein die Zusammenlagerung von Blutplättchen verhindert und das günstige HDL-Cholesterin auf Kosten des schädlichen LDL-Cholesterins vermehrt. HDL-Cholesterin räumt sogar abgelagertes »ranziges« Cholesterin aus Gefäßwänden ab und schafft es zur Leber, wo es mit der Galle ausgeschieden wird.
Auch Rauchen gehört zu den Genüssen, die auszehren. Menschen, die wirklich die Disziplin aufbringen und täglich nicht mehr als 3 bis höchstens 5 Zigaretten rauchen und sich sehr bewußt ernähren, können dieses auch ohne großes gesundheitliches Risiko tun. Nur: Wer hat schon eine derartige Disziplin? Für viele Menschen ist es leichter, gar nicht zu rauchen als nur mäßig. Besonders gesundheitsschädlich ist das Passivrauchen.
Unsere etwa 70 Billionen Körperzellen benötigen für ihre komplizierte lebenswichtige Stoffwechselarbeit alle notwendigen Nährstoffe in ausreichenden Mengen. Jede Zelle hat für jeden einzelnen Nährstoff einen »Pool« (Speicher). Hierunter versteht man die absolute Menge eines Nährstoffs in den unterschiedlichen Verbindungen innerhalb der Stoffwechselkaskade. Der Füllungsgrad der Poole bestimmt des Zellmilieu. Gut gefüllte Nährstoffspeicher sind also die Voraussetzung für Vitalität, körperliche und geistige Fitneß, eine stabile, lange Lebensfreude – und letztlich für gute Gesundheit. Daher nenne ich die Bausteine auch »Lebensbausteine«.
Auch bei abwechslungsreicher Ernährung nehmen wir im allgemeinen nicht die ausreichende Menge an allen Nährstoffen zu uns. Denn leider haben unsere Nahrungsmittel meist eine verminderte Nährstoffdichte – aufgrund von Überdüngung, Aufzucht im Treibhaus, Lagerung in der Kühlzelle und Ausmahlen. Die von mir entwickelten »Zellmilieu-Suppletten« (erhältlich in jeder Apotheke) enthalten die meisten lebensnotwendigen Bausteine in optimalem Mischungsverhältnis als Nahrungsergänzung. Die Inhaltsmengen liegen weit unterhalb der therapeutischen Mengen, die für eine gezielte Therapie bei Krankheiten für einzelne Bausteine nötig wären. Wissenschaftliche Forschungen haben zu dieser neuen Bausteine-Komposi-

tion geführt – gerade richtig als Ergänzung, damit Sie eine möglichst ausgewogene Bausteine-Bilanz mit der »Drittel-Diät« erreichen.
Bei Krankheiten muß man sich ärztlich behandeln lassen. Dann reicht auch die vielseitigste Ernährung allein nicht aus. Nach Bestimmung der Grundversorgung und Zelldiagnostik hilft die Zell-Milieu-Medizin auf grundlegende, gezielte und vor allem individuelle Weise. Sie ist oft die entscheidende Voraussetzung für umfassendere Heilerfolge, als sich mit anderen Therapiemethoden allein erreichen lassen. Durch die gezielte Therapie mit »Lebensbausteinen« können Sie bis ins hohe Alter gesund und »jung« bleiben.

Zell-Fit heißt: wenn alle Ihre Körperzellen fit sind, sind Sie fit für ein langes vitales Leben. Ihr Immunsystem reagiert »immun« gegen Umweltgifte, die dank optimalem Zellmilieu vermehrt entgiftet und ausgeschieden werden.
Ihre Zellen benötigen für diese Herausforderung enorm viele Bausteine – darum schütten Sie Ihre tapferen Verteidiger, Entgifter, Reparaturmechaniker, Energieerzeuger und Informationsträger nicht mit ungezielt dosierten Massenangeboten zu – sondern versorgen Sie Ihre unermüdlichen Einzelkämpfer nach individuellem Maß. Dann wirken und werken Ihre Zellen kraftvoll für Ihre Gesundheit ein ganzes Leben lang.

Dr. med. Hasso H. Thalmann, Hamburg

Literaturverzeichnis

Alberts, B., et al: Molekularbiologie der Zelle.

Anderson, R.: Ascorbic acid and immune functions: mechanism of immunostimulation. In: Counsell, J.N. and Hornig D.H., eds., Vitamin C (Ascorbic acid). London and New Jersey: Applied Science Publishers, pp. 249–272, 1983

Arbeter, A. et al. (1979). Nutrition and infection. Fed. Proc. 30, 1421–1428

Berger, J. et al: Die Rolle der Vitamine in der Prophylaxe und Therapie von Krebs, Statusbericht, evi, 1988

Birkmeyer, J.G.D., 3. Stuttgarter Mineralstoff-Symposium, 1990

Blot, W.J., J.Y.L., A.P.R. Taylor: Nutritionintervention trials in Linxian. China: supplementation with specific vitamin/mineral combinations, Cancer incidence, and Disease-specific mortality in the General Population. J. Nath. Cancer Inst. 85, 18 (1993) 1483–1498

Chandra, R.K., Au, B. et al: Single nutrient deficiency and cell-mediated immune responses. II. Pyridoxine. Nutr. Res. 1, 101–106, 1981

Kähler, W., B. Kuklinski, C. Rühlman, Ch. Plötz: Diabetes mellitus – eine »freie Radikale«-assoziierte Erkrankung. Resultate einer adjuvanten Antioxidantiensupplementation. Z. ges. inn. Med. 48 (1993) 223–232

De Jorge, F.B., Goes, J.S., Guedes, A.B., and de Ulhoa Cinra, A.B. (1965). Biochemical studies on copper, copper oxidase, magnesium, sulfur, calcium and phosphorus in cancer of the breast. Clin. Chim. Acta 12, 403–406

Jaques, P.F.: International Conference »Antioxydent Vitamines and β-Carotenes in Disease Prevention«. Boston 1989

Kruse-Jarres, J.D.: Mehr Gespür für Spurenelemente. Leitartikel Therapiewoche, 39, 1989
Kuklinski, B., B. Vorberg, E. Koepcke, A. Herzfeld, M. Buchner et al.: Latenter Antioxidantienmangel – Ursachen und klinische Bedeutung. Ärztl. Lab. 11 (1990) 288–294
Leitzmann, Claus, Körber, Karl W. von, und Maennel, Thomas: Vollwert-Ernährung, Karl F. Haug Verlag, Heidelberg 1986
Loosen, W.: Interview mit H.H. Thalmann; Verwirrtheit im Alter durch fehlende Nährstoffe. Ärztliche Praxis 87, 1989
Newmarkk, H.L., Mergens, W.J.: Alpha-tocopherol (Vit. E) and its relationship to tumor induction and development. In: Inhibition of tumor induction and development, MS Zedeck Eds., Plenum Press, New York, 127–168, 1981
Pauling, Linus: How to Live and Feel Better. W.H. Freeman and Company, 1986
Pfeiffer, Carl C., und Aston, Barbara: Die Schizophrenien – Biochemische Faktoren, Streß und Ernährung. The Brain Bio Center, Princeton, N.J.
Sagredos, A.N., Leitner, v. H.-J.: Die Laboruntersuchungen von Mineralstoffen, Spurenelementen und Vitaminen in Körperflüssigkeiten und ihre Bedeutung für Diagnose und Therapie. Referat vor Arbeitsmedizinern, Timmendorfer Strand, 1985
Sakamoto, A., Chougule, P.B., et al.: Retrospective analysis of the effect of vitamin A, C and E in human neoplasm. In: Modulation and mediation of cancer by vitamins (Meyskens, F.M., Prasad, K.N., eds.). Basel: Karger, 303–333, 1983
Schrauzer, G.N.: Selen – essentielles Spurenelement und Krebsschutzfaktor, Münchner Med. Wochenschrift 125, Nr. 29/30, 1985
Schwartz, M.K. (1975). Role of trace elements in cancer. Cancer Research 35, 3481–3487
Thalmann, H.H., Sagredos, A.N.: Individuelle Therapie der Hyperlipidämie mit Mineralstoffen, Spurenelementen, Vitaminen und Fettsäuren. Das Ärztliche Laboratorium 12, 1990
Thalmann, H.H.: Zellmilieu-Medizin, Diagnose- und Therapieverfahren d. Stoffwechsels. Therapeutikon 6, 1990

Thalmann, H.H.: Thalmanns Ernährungstherapie des Zellmilieus, Dokumentation d. bes. Therapierichtungen der natürlichen Heilweisen in Europa, BdV, III, 3c, 1992

Thalmann, H.H., Sagredos, A.N., Leitner, v. H.-J.: Zellmilieu-Medizin, Dokumentation d. bes. Therapierichtungen der natürlichen Heilweisen in Europa, Bd. II, 1992

Thalmann, H.H.: Veränderung der Zellmembranresorption durch Mistellektine als Basisreaktion einer Abwehrsteigerung, Zeitschrift f. Erfahrungsheilkunde 6, 1992

Vorberg, B., Peters, H.-H., A. Böhme, A. Nöhring, H. Köhler: Untersuchungen zur nutritiven Versorgung des Menschen mit dem Spurenelement Selen. In: Anke, M., C. Brückner, M. Gürtler, M. Grün (Hrsg.) Mengen- und Spurenelemente. Kongreß- und Werbedruck Oberlungwitz, 1989, 223–229

Weber, K.M.: Vitamine und Spurenelemente-Mangel trotz Überernährung? Herz und Kreislauf 44, 7 (1992) 147–154

Zierdt, K., M. Frühauf: Untersuchungen zur zeitlichen und elementvariablen Schwermetallanreicherung in Böden. In: Anke, M., C. Brückner, B. Goppel et al. (Hrsg.): Mengen- und Spurenelemente. Kongreß- und Werbedruck Oberlungwitz, Bd. 1 (1990), 194–199

Zöllner, N.: Vitaminmangel häufiger als eine erhöhte Vitaminzufuhr. Münchner Med. Wochenschrift 126, 1984

Stichwortregister